SUICIDE A TAHITI :
LE PARADOXE DU SUICIDE AU PARADIS

Sous la direction de
Stéphane Amadéo

Suicide à Tahiti :
Le paradoxe du suicide au paradis

*

Éléments de compréhension et propositions de prévention

L'HARMATTAN

5-7, rue de l'École-Polytechnique ; 75005 Paris

www.harmattan.fr
diffusion.harmattan@wanadoo.fr
harmattan1@wanadoo.fr

ISBN : 978-2-343-05212-0
EAN : 9782343052120

Sommaire

Préface

Qu'elles soient riches, puissantes et dotées d'un PIB élevé ou à l'inverse moins favorisées, nos sociétés contemporaines sont désormais appréciées grâce à une batterie de critères qualitatifs supposés les positionner de manière plus objective sur une échelle de développement et d'épanouissement. Le choix des gouvernants de prendre en charge les citoyens les plus faibles, malades, handicapés ou simplement âgés et ayant perdu leur autonomie, est de mon appréciation un critère essentiel. Il est toutefois un autre critère qui peut prendre une place de choix dans l'appréciation qualitative du fonctionnement de nos sociétés au 21e siècle : Le taux de suicide et l'évolution de ce ratio de citoyens directement touchés par ce fléau, sur l'ensemble d'une population.

Avec un intérêt sincère pour le travail du Dr Stéphane Amadéo, je tente moi-même d'appréhender ce problème complexe multifocal de santé publique et sociale. Il est souvent étroitement lié à des problématiques de santé communautaire socio-culturelles mais il est certainement toujours à la fois causal et conséquent d'une détresse familiale et naturellement humaine individuelle.

Avec un suicide toutes les 40 secondes sur la planète, l'OMS l'a déclaré justifiant d'un *« état d'urgence mondial »* dans un premier rapport sur le suicide, avec pour objectif principal *« d'encourager les pays à développer ou renforcer leurs stratégies globales de prévention du suicide selon une approche multisectorielle de santé publique ».*

Vaste mission…

Grâce aux investissements des agents de santé et des associations citoyennes mobilisées et même s'il n'est que rarement considéré comme une priorité de santé publique ou communautaire, nous savons qu'il est aujourd'hui possible de prévenir le suicide.

- Réduire l'accès aux moyens de se suicider,
- Ne pas céder au sensationnalisme,
- Promouvoir le diagnostic et la prise en charge précoces des troubles mentaux liés ou non à l'usage de substances neuro ou psycho-actives,
- Accompagner nos concitoyens qui ont déjà tenté de mettre fin à leurs jours par des professionnels de santé et des associations spécialisées et très motivées, sont autant de pistes expérimentées, évaluées et validées par la communauté internationale.

Chaque année, dans notre petite communauté, quelques dizaines de personnes en finissent avec la vie… En cette deuxième décennie du 21e siècle, le taux de suicide reste trop stable autour de 10 de nos concitoyens pour 100 000 habitants, cela demeure inacceptable.

C'est précisément dans l'application des programmes élaborés par l'OMS que la Polynésie Française a souhaité soutenir l'association SOS Suicide pour l'ouverture d'une ligne téléphonique (le 444 767) qui permet de signaler une tentative et qui facilite la mise en place d'une procédure d'accompagnement préventif. Cette association étroitement associée aux travaux coordonnés par le Dr Amadéo s'est investie dans des actions de formation et d'identification des facteurs de risques de suicide dans chaque archipel de la Polynésie Française.

Même si notre communauté, il est vrai, n'est pas la plus mal lotie au palmarès, le Guyana affichant un taux record de 44,2/100 000 habitants, la Corée du Nord 38,5 !…, ce livre que j'ai le privilège de préfacer nous fait prendre conscience que nous avons du pain sur la planche et que nous devons faire notre part de travail pour contribuer à lutter contre ce fléau planétaire.

Une trop faible minorité de pays disposent de programmes de prévention du suicide digne de ce nom, cet ouvrage auquel je souhaite le plus grand nombre de lecteurs sera un des supports programmatiques dont notre gouvernement pourra s'inspirer dans les mois prochains. Nous suivrons le *« plan d'action global pour la santé mentale 2013-2020 »* de l'OMS qui engage la France et Polynésie Française avec les autres états membres à œuvrer pour réduire le taux de suicide de 10 % d'ici 2020.

Gageons qu'avec les professionnels de santé et les associations, tous motivés, qui ont contribué à ce travail remarquable, nous dépasserons cet objectif… et derrière les chiffres alarmant du suicide, lesquels doivent être observés sur des périodes de 5 à 10 années afin d'en limiter les biais circonstanciels, il y a tout naturellement la réflexion sociologique et plus largement philosophique. Sur ce terrain essentiel et comme clin d'œil amical à l'auteur principal de ce livre, qui interroge les futurs lecteurs sur le *« paradoxe »* de mettre volontairement fin à sa vie à Tahiti, j'imagine qu'il a son corolaire philosophique existentiel.

Sans exprimer de jugement, la question corolaire ne serait-elle pas en Polynésie Française, comme en Nouvelle-Calédonie, à la Martinique ou à Bagdad que les excès vertigineux comme les carences abyssales dans la communication entre les humains de nos sociétés dites modernes, *« font de la vie elle-même au minimum, un paradoxe »* ?...

Dr Patrick Howell
Ministre de la Santé et des Solidarités
Gouvernement de la Polynésie française

Le Docteur Stéphane AMADÉO et tous ses collaborateurs qui ont participé à ce projet nous entrainent dans cet ouvrage dans la dynamique de leur créativité pour construire une suicidologie ancrée dans les valeurs humaines et s'appuyant sur leurs diversités.

C'est aussi la détermination qu'ils nous montrent qui est une qualité majeure de celui ou celle qui décide de s'interposer face à la détresse humaine et pose des actes pour interrompre un geste destructeur.

L'engagement qui est démontré ici est avant tout celui de l'ouverture. Une ouverture pour rassembler tous les acteurs dans une démarche fondamentalement pluridisciplinaire. Il ne s'agit pas de construire un réseau descendant voire parfois condescendant avec un amont et un aval comme on aime souvent le décrire mais un réseau que mon ami et collègue le Dr Jean-Michel Sigward aime à décrire comme un filet, circulaire où chaque bord devient à son tour amont ou aval, constituant une étape dans le cheminement avec toutes ses oscillations et ses aller et retour. Cette démarche proposée ici peut surprendre par son humilité et rappelle notamment aux médecins et autres professionnels de santé diplômés tout ce qu'ils doivent respecter et réunir dans l'intention de protéger la vie. C'est par cette approche pluridisciplinaire que l'on peut envisager la construction dynamique nécessaire pour pouvoir intégrer la dimension sociale, économique, culturelle, religieuse ou magique et clinique qui aidera à dépasser la crise suicidaire pour découvrir ensemble une berge mieux sécurisée et un espace de confiance pour la personne humaine traversée par la détresse. La connaissance et la prise en compte d'éléments de référentiels de la culture comme les mythes dans leur subtilité et leur violence sont d'une profonde richesse car cela contribue en partie à éclairer la diversité des comportements humains, car même enfouis ils constituent certaines fondations de la société.

C'est donc a nous, lecteur et acteur de savoir ouvrir nos disponibilités à entendre l'autre, à nous former, à accepter de nous exposer à quitter nos certitudes inefficaces pour la découverte de ressources nouvelles à mettre en œuvre par l'analyse de l'expérience et la construction de recherche dédiées.

La noblesse de la mission de protéger la vie n'en réduit pas la peine et la douleur face aux échecs et aux suicides qui surviennent encore et viennent inévitablement ébranler le travail colossal des bénévoles comme ceux de SOS Suicide et interroger les professionnels sur leur crédibilité avec leur certitudes et leurs limites. L'échec dans ce combat pour protéger la vie est aussi le support douloureux pour nous mobiliser et faire progresser nos compétences.

Celles ci ne peuvent s'accomplir que par le soutien permanent des décideurs politiques pour ancrer les actions et les consolider, leur rôle est déterminant

Réduire le nombre de morts par suicide, au moins s'y engager, est un signe d'efficience d'une politique sociale aboutie. C'est aussi elle qui doit faciliter l'intégration des piliers traditionnels de la communauté avec ceux des acteurs de la santé pour leur permettre d'évoluer afin d'améliorer la connaissance du traitement des crises suicidaires et de leur prévention notamment vers ceux qui se trouvent dans un état d'une plus grande vulnérabilité en particulier suite à l'impact de traumatisme psychique. La capacité à identifier ces cicatrices notamment faite lors de maltraitance des enfants ou d'agressions sexuelles doivent être renforcées, c'est l'engagement partagé par l'équipe IPSOM (Impact des Psychotraumatismes et du Suicide en Outre Mer) de l'unité INSERM 669 et de l'AFORPOM (Association de FORmation et de Recherche pour la Psychiatrie d'Outre Mer) qui vont s'enrichir de la lecture stimulante de cet ouvrage.

Pr Louis Jehel
Université des Antilles et de la Guyane
CHU de MArtinique

Introduction

Le suicide est un phénomène planétaire, comme le constate l'OMS dans un récent rapport mondial sur la question[1], mais on peut s'interroger sur la nature et les raisons de ce comportement paradoxalement si fréquent dans des pays où l'on pourrait s'attendre à ce qu'il soit exceptionnel, des contrées telles que Tahiti et ses îles, qui sont plutôt associées à une image de Paradis sur Terre.

Psychiatre exerçant depuis plus de vingt ans en Polynésie française, je n'ai cessé de me poser ces questions. Dans notre métier, il est fréquent d'être confronté à la souffrance humaine et aux personnes suicidaires. Formé en métropole et y ayant travaillé dans de nombreux hôpitaux, les conduites suicidaires m'y semblaient plus faciles à appréhender que dans un environnement aussi gai et apte au bonheur que la Polynésie. Pourtant il a fallu se résoudre au constat de l'existence fréquente de ces conduites dans les îles du grand Océan.

Sensibilisé dès mon internat aux conduites suicidaires, après avoir participé en Métropole aux premiers travaux de génétique moléculaire portant sur leur vulnérabilité dans un service de suicidants, j'ai poursuivi ce travail de recherche en Polynésie en l'élargissant aux aspects anthropologiques et génétiques des troubles de l'humeur et des addictions dans le cadre d'un thèse de doctorat de l'Université de Polynésie française (UPF) soutenue en 1998.

J'ai, dès mon retour en 1992 à Tahiti (où, après être né à Nouméa, j'ai vécu mon adolescence), parallèlement à mon activité de recherche, consacré une grande part de mon activité clinique de médecin à prendre en charge les patients suicidaires à l'hôpital psychiatrique de Vaiami où j'étais rattaché,

1. *Prévention du suicide, l'état d'urgence mondial.* Publication de l'Organisation Mondiale de la Santé, septembre 2014. www.who.int

mais aussi en consultation de liaison à l'hôpital général (Urgences et Service de Médecine). Mais les limites de cette activité m'ont fait prendre conscience que le médecin seul, ou l'équipe soignante, ne suffit pas pour prévenir les passages à l'acte et encore moins les récidives suicidaires.

Poussé par deux étudiants infirmiers, nous avons créé en 2001 l'association SOS Suicide. Le but était de pouvoir aborder la question du suicide sous un angle plus large, de pouvoir agir en amont et en aval des idées et conduites suicidaires. Nous avons pris plusieurs années à réfléchir à la question, à nous documenter, à faire venir des experts de Métropole et du Canada pour savoir quelles seraient les actions les plus pertinentes à mettre en œuvre compte tenu des moyens limités dont nous disposions, c'est à dire au début d'aucun moyen. Nous avons commencé comme le révérend Chad Varah, qui a lancé les prémisses des lignes de crise téléphonique, à acheter un téléphone portable que nous nous passions toutes les semaines sous forme de relais. Puis nous avons pu obtenir par des manifestations de collecte de fonds, une simple chorale au début, puis une soirée caritative *« énorme »* organisée par de jeunes élèves du Lycée Aorai de Tahiti, les moyens de financer une ligne de crise.

Je pense que mon investissement dans cette cause qui, a priori, n'est pas facile, a été renforcé par le fait d'être endeuillé, non pas par suicide je le précise, de mes deux parents, ma mère en 2001, ce qui correspond à l'année de création de l'association, et de mon père en 2004, ce qui correspond à l'année où j'ai pris la présidence de l'association. La confrontation à la mort de proches, au deuil et à la perte affective est sans conteste une étape critique de la maturation psychique.

En 2005, nos actions ont pris une autre dimension du fait de l'intégration de l'association dans les projets de coopération internationale. Ma participation à une réunion régionale de l'OMS a alimenté une démarche scientifique qui était jusqu'alors concentrée sur la génétique des maladies mentales. En 2008, l'enquête sur l'épidémiologie et la prévention du suicide *« START »* a pu être mise en route, après trois ans d'effort pour trouver un financement. En 2011, nous avons organisé à Tahiti le premier colloque international sur la prévention du suicide en Polynésie dans le but de présenter les résultats de l'enquête START et de faire un état des lieux de la prévention du suicide, des maladies mentales et des addictions. En 2012, l'association a ouvert un centre de prévention du suicide à Tahiti. En 2013, l'association a organisé à Tahiti un atelier sous l'égide de l'OMS sur la surveillance épidémiologique et la prévention du suicide dans la région Asie Pacifique.

Enfin, nous avons organisé à Tahiti, conjointement avec l'Association Internationale de Prévention du Suicide (AIPS), en 2014 la 6ᵉ conférence régionale Asie Pacifique de l'AIPS, manifestation qui a constitué pour nous une reconnaissance du travail accompli et une étape cruciale pour la prise de conscience en Polynésie de l'importance à accorder à cette problématique. Ce colloque est à la base de cet ouvrage qui va traiter de la question du suicide à Tahiti sous des angles multiples. Il ne s'agit ici que des communications francophones. Les contenus des différents chapitres sont certes focalisés sur les conduites suicidaires en Polynésie, mais sont autant que possible mis en perspective avec l'universalité du phénomène, dans le but d'en tirer des pistes de réflexion heuristiques.

La *première partie* de l'ouvrage s'attache à faire **l'état des lieux du suicide et de sa prévention à Tahiti et dans la région Asie-Pacifique.**

Le **premier chapitre** est consacré au **rôle des associations dans la prévention du suicide**, et en particulier celui de l'association SOS Suicide créée à Tahiti en 2001. Comme en France, la prise de conscience de la nécessité d'une prévention du suicide a émergé à partir des actions du milieu associatif, et nous commencerons par retracer l'historique des actions menées par les associations de prévention du suicide en France, dans le monde et en Polynésie française, avec notamment la création des lignes de crise.

Dans le **deuxième chapitre**, afin de connaître **les stratégies de prévention du suicide** qui ont fait leurs preuves, et dont l'application serait possible en Polynésie française ou plus largement dans les îles du Pacifique ou encore en milieu insulaire, nous avons fait un tour d'horizon des programmes de prévention mis en place ou préconisés dans le monde, des pays Nordiques – qui ont été les précurseurs en la matière du fait de taux de suicide élevés – aux pays de la région Asie-Pacifique.

Les **troisième et quatrième chapitres** font un **état des lieux des conduites suicidaires en Polynésie française** ; c'est également une étape préliminaire indispensable à la mise en place d'un programme de prévention du suicide adapté à ces territoires, compte tenu des variations importantes retrouvées dans les pays tant au niveau des caractéristiques de base des sujets que du contexte socio-culturel et sanitaire. Pour donner d'emblée un exemple significatif, le suicide touche principalement les jeunes (moyenne d'âge 30 ans) dans les îles du Pacifique alors que les taux les plus élevés dans les pays occidentaux (y compris en Australie) concernent les sujets de plus de 65 ans. Dans ce chapitre épidémiologique, nous donnerons également des pistes de prévention basées sur les données issues de l'enquête régionale START de l'OMS sur les tentatives et les suicides.

Le **cinquième chapitre** expose les résultats d'un **dispositif de prévention** par psycho-éducation et rappels téléphoniques des récidives suicidaires testé dans le cadre de cette même enquête START.

La ***deuxième partie*** de l'ouvrage illustre à partir d'histoires vraies, la trajectoire de vie et la prise en charge de personnes suicidaires dans le contexte polynésien.

La ***troisième partie*** de ce livre apporte un éclairage transdisciplinaire, transculturel et transpacifique, à la fois historique, anthropologique, linguistique, sur la question du suicide, de la mort et du deuil. Ces éclairages permettront de mettre en valeur l'intérêt de la pharmacopée traditionnelle revisitée par la chimie de pointe et l'utilisation des nouveaux media. Ceci a pour but d'ouvrir la réflexion en matière de prévention du suicide à des réponses alliant tradition et modernité, psychologie et philosophie. Il s'agit ici des textes des auteurs francophones des communications présentées à Tahiti lors de la **conférence régionale Asie – Pacifique** de l'Association Internationale de Prévention du Suicide qui s'est tenue du 10 au 14 juin 2014.

«Le suicide : mythe et réalités dans la Polynésie d'avant l'arrivée des missionnaires» est selon Christine Perez, un thème courant, celui de la suicidée, dans la mythopoïétique et l'histoire du triangle polynésien. Les mythes utilisent fréquemment ce motif pour susciter la peur de l'auditoire. Chaque île d'ailleurs possède un répertoire important d'histoires de *tupapa'u (esprits des morts)*. Les femmes suicidées errent autour de leur demeure et s'attaquent à tous ceux qui, la nuit tombée, s'aventurent dans le *vanua*, l'espace communautaire. Elles refusent d'entrer dans le monde des invisibles, parallèle à celui des vivants et restent, au-delà de leurs funérailles, un danger latent. Nous évoquerons un mythe des îles de la Société, étiologique de la spécificité du tiare Apetahi à Raiatea et la pratique observée par les visiteurs des mêmes îles du chantage et de la vengeance exercés par des femmes se sentant délaissées par leur conjoint.

Dans ***«Regard sur la notion de suicide en Polynésie française : une approche culturelle de la mort et de la vie»***, Vahi Sylvia Richaud évoque l'approche de la mort, et plus particulièrement les représentations d'*«actes suicidaires»* identifiés dans l'ancienne société polynésienne traditionnelle. En s'appuyant sur des extraits de tradition orale en langue tahitienne ou de discours rapportés par des Occidentaux ayant vécu au milieu des habitants à l'ère du contact, elle explore en profondeur les subtiles significations des termes tahitiens désignant le suicide (*fa'a-'ā'au, 'ōnohi, oroio, ha'apohe…*)

« Quand des divinités se font la guerre, il y a suicide, te onohi chez les humains », raconte Simone Grand ; comment Ta'aroa-nui l'ancêtre des dieux fit de son petit-fils Tāne, un dieu plus puissant que Tumu-nui son fils aîné. Soutenu par Ta'ere, Tumu-nui combattit Tāne dans les cieux, la Nuit et le Jour. Des humains se suicidèrent. Apprenant la guerre qui eut lieu entre les chrétiens et les tenants de la religion tahitienne, Vaiata tenta un 5 mars, de réconcilier les dieux ennemis dans une mise en acte suicidaire rejoignant le geste des héros mythiques. Sous le monothéisme affiché, Vaiata et sa famille sont en fait déchirées entre le dieu chrétien, le père divinisé, le fils divinisé, les dieux polynésiens, un ancêtre et l'argent. Les repères se dérobent. Faux-self ? Patient désigné ?

« Comment les légendes polynésiennes racontent-elles la mort ? » comporte deux textes qui se complètent mutuellement. Edgar Tetahiotupa et Patrick Araia Amaru traitent d'abord des légendes en lien avec le suicide. Par dépit amoureux, Tuna, l'anguille, mais aussi jeune prince, s'offrit en sacrifice pour nourrir son peuple en se transformant en un cocotier. Quant à l'arbre à pain, la légende décrit la transformation d'un vieil homme en un bel arbre portant de gros fruits pour permettre à sa famille de survivre à la grande disette qui s'est abattue sur l'île. Tandis que Pipiri Ma, frère et sœur, frustrés de n'être pas conviés par les parents au dîner, décidèrent de quitter le foyer et de partir au ciel. Ils se transformèrent en étoiles. Comment les légendes polynésiennes interprètent-elles ces actes volontaires de mort ? Celles-ci, au fil du temps, ont-elles forgé une conception particulière de la mort chez le Polynésien ?

« L'église Catholique et le suicide », rapporte les réflexions basées sur une profonde connaissance de l'âme et de la spiritualité polynésienne de l'ancien Évêque de Papeete, Mg Hubert Coppenrath. L'évolution dans le temps de la position de l'Église Catholique est rappelée et des pistes de prévention d'inspiration religieuse sont évoquées.

Le chapitre ***« Religion et prévention du suicide dans le monde et en Polynésie française »*** de Patrick Favro aborde un sujet qui n'apparaît pas dans les recommandations habituelles pour la prévention du suicide ; il n'est pas non plus pris en compte par les professionnels de la santé mentale. Pourtant, de nombreuses études tendent à montrer que la religion, dans ses différentes dimensions, est un facteur de protection contre les comportements suicidaires. Trois dimensions de la religion (pratiques collectives, pratiques individuelles, valeurs et croyances) peuvent jouer un rôle considérable pour la prévention du suicide. Les ressources qu'offre la religiosité, malgré ses travers potentiellement facteurs de risque, méritent donc d'être mieux connues et explorées. Tous ces aspects ont une valeur universelle et ils sont d'autant plus pertinents en Polynésie française que la scène religieuse est encore dynamique, en dépit de la sécularisation.

« Intérêt de programme de thérapie cognitive basée sur la pleine conscience ou "Mindfulness" dans la prévention des rechutes suicidaires en Polynésie française », est une introduction par Didier Haffner à cette thérapie qui est de plus en plus recommandée sur la base d'essais cliniques scientifiques dans la prévention des rechutes dépressives et suicidiares. Certains traits de la culture/personnalité des polynésiens (*« vivre au temps présent »*, conception du temps originale…) en font de bons répondeurs potentiels à cette approche.

« Prévention du suicide en Polynésie par internet : intérêt de facebook », est une approche documentée mais aussi mise en pratique par Heiarii Lehartel au sein de l'association SOS Suicide, principalement à partir de l'expérience canadienne. Phénomène sans doute amplifié par l'éparpillement géographique, les polynésiens sont de grands utilisateurs des réseaux sociaux sur internet, ce qui en fait un moyen de communication potentiellement très intéressant dans la prévention du suicide.

« Pharmacopée traditionnelle : hydrolats de plantes de Polynésie française, des compléments thérapeutiques naturels nouveaux potentiellement utiles à la prévention des tendances suicidaires et anxieuses », chapitre rédigé principalement par Taivini Teai, expose une étude ayant un objectif innovant, déterminer la composition aromatique et l'activité biochimique associée aux molécules identifiées dans l'hydrolat de dix plantes de Polynésie française. Ces plantes, certaines occupant une place importante dans la pharmacopée traditionnelle (raau tahiti), ont pour principal intérêt une action curative mais aussi d'avoir une action préventive souvent en stimulant le système immunitaire : le corossol (*Annona muricata*), l'arbre à pain (*Artocarpus altilis*), le ylang-ylang (*Cananga odorata*), le citron-lime (*Citrus aurantifolia*), le combava (*Citrus hystrix*), la noix de coco (*Cocos nucifera*), le curcuma (*Curcuma longa*), le tiare Tahiti (*Gardenia tahitensis*), le nono (*Morinda citrifolia*) et la vanille de Tahiti (*Vanilla tahitensis*). La diversité de familles biochimiques et la faible concentration des molécules aromatiques par rapport à une huile essentielle font de ces hydrolats des compléments naturels intéressants pour des applications thérapeutiques d'accompagnement ou de prévention.

«Médiation corporelle et postvention : un essai d'élaboration sur le modelage du lien dans la prise en charge des patients en souffrance suicidaire», est une présentation du travail thérapeutique auprès de patients suicidants mené par Virginie Gassion, massothérapeute et Aurélia Malogne psychologue clinicienne Les soins à médiation corporelle permettent d'ouvrir un autre espace de travail thérapeutique qui offre un niveau d'écoute différent, et qui permet de pouvoir travailler des émotions dans un cadre contenant. À travers ce travail, elles développeront la question du lien et du travail relationnel. Par ailleurs, ces soins à médiation corporelle rentrent dans le cadre d'un protocole standardisé et sont évalués. Les premiers résultats sont encourageants.

Dans la **conclusion**, nous ferons une synthèse de toutes ces approches et évoquerons les projets en cours en Polynésie française comme en outre mer et au delà, tant dans le domaine de la surveillance et la connaissance (avec le projet d'un Observatoire des suicides tel que celui créé en métropole en 2013), que dans le domaine de la prévention avec le renforcement des actions du Centre de prévention du Suicide de Polynésie française – créé à Tahiti en 2012, afin de mieux connaître les conduites suicidaires et de coordonner les actions de prévention, en particulier des programmes de prévention des récidives suicidaires *« à la carte »* intégrant les psychothérapies individuelles ou en groupe (mindfulness), les soins à médiation corporelle, le recours aux généralistes ou aux ressources communautaires, associatives et religieuses.

1ère partie :

État des lieux du suicide et de sa prévention dans l'Asie Pacifique et en Polynésie française

I. Le rôle des associations dans la prévention du suicide en Polynésie française, Stéphane Amadéo

1. Historique des associations impliquées dans la prévention du suicide

En terme de prévention du suicide, force est de constater l'influence majeure de l'activité associative, à l'échelle locale comme internationale.

Quels que soient la portée et les moyens de ces associations, elles ont souvent répondu à la problématique du suicide bien avant la mise en place de mesures par les autorités sanitaires, locales, régionales ou étatiques. Composés de bénévoles, ces groupes associatifs réunissent endeuillés, suicidants, religieux, universitaires et professionnels concernés dans un même cadre ; les membres de ces associations ont, par la diversité des moyens à leur disposition (information, sensibilisation…) et leurs convictions allant parfois jusqu'au militantisme, permis de favoriser l'émergence de programmes nationaux de prévention du suicide. Ainsi, en est-il en France, comme dans la plupart des pays du monde.

L'accompagnement téléphonique des suicidaires a été une des premières actions associatives de prévention du suicide. L'implication des associations dans l'écoute téléphonique et la prévention du suicide a commencé en Angleterre, en novembre 1953. Le pasteur Chad Varah publie dans la presse londonienne l'annonce suivante : *« Avant de vous suicider, appelez MAN900 (son numéro de téléphone) »*. Rapidement, de nombreux bénévoles sont rassemblés autour du pasteur pour former le mouvement des Samaritains dont le prolongement français fut SOS amitié (1960).

En 1960 fut également fondée l'Association Internationale de Prévention du Suicide ou AIPS (1) par le Professeur E. RINGEL. Depuis, l'intégration de professionnels et bénévoles provenant de plus 50 pays en a fait une Organisation Non Gouvernementale en lien officiel avec l'OMS. Elle a pour but de prévenir les comportements suicidaires, d'en limiter l'impact, de fournir un lieu d'échange pour les chercheurs, professionnels de la santé mentale, intervenants de crise, bénévoles et endeuillés par suicide. Son objectif principal est d'augmenter globalement l'attention portée au problème du suicide et des comportements suicidaires, sur plusieurs axes :

- Fournir une plate-forme commune pour les représentants des diverses professions œuvrant dans les domaines de la prévention du suicide et de l'intervention de crise.
- Encourager l'échange et le partage de l'expérience acquise dans divers pays et régions.
- Promouvoir la fondation d'organisations nationales de prévention du suicide.
- Faciliter une plus large dissémination des connaissances de base sur les méthodes de prévention du suicide efficaces auprès des regroupements professionnels ainsi que du public en général.
- Organiser des formations spécialisées pour certaines personnes œuvrant dans le domaine de la prévention du suicide dans des centres de formation choisis.
- Établir des programmes de recherche, plus spécialement ceux qui peuvent se dérouler par le biais de coopération internationale.

L'IASP organise, en partenariat avec l'OMS, **la Journée Mondiale de Prévention du Suicide** qui a lieu le 10 septembre de chaque année depuis 2003. La plupart des pays ont maintenant développé un fort volet associatif dans leur plan de prévention et même aux États Unis, les cliniciens les plus aguerris à la prise en charge des suicidanst donnent un place importante au réseau associatif (7).

En France, à l'image de nombreux pays, la prévention du suicide a été initialement portée par le monde associatif; en voici les principales dates :

- 1960 : SOS Amitiés (ligne nationale 01 40 09 15 22)
- 1969 : Groupement d'Études et de Prévention du Suicide (GEPS) associé à l'IASP
- 1978 : SOS Suicide Phénix (ligne nationale 01 40 44 46 45)
- 1994 : Suicide Écoute (ligne nationale 01 44 39 40 00)
- 1996 : regroupement des associations en France autour d'une Journée Nationale de Prévention du Suicide (JNPS)
- 2000 : l'association JNPS devient une fédération, l'Union Nationale de Prévention du Suicide (UNPS)

L'UNPS est certainement à l'heure actuelle le groupe associatif le plus connu, de par le nombre d'associations adhérentes, la qualité de ses actions (notamment son réseau d'écoute) et sa communication, en particulier par le biais de sa Journée Nationale de Prévention du Suicide, qui a lieu le 5 février de chaque année, et son site web régulièrement mis à jour (infosuicide.org). Présidée par le Dr Françoise Facy, l'UNPS fédère actuellement 36 associations et possède de nombreux liens avec l'ensemble des autres associations à l'échelle internationale. Elle comporte un Conseil d'Administration et un Comité d'Éthique et Scientifique réunissant 26 personnalités concernées par la prévention du suicide. La plupart de ces associations ont des sites web, et dautres ont en plus une ligne d'écoute (8, 9, 11, 12)

Sa charte précise qu'elle est laïque, respectueuse des convictions personnelles et s'interdit toute attache à un parti, à un syndicat ou à une confession. Elle est multi-référentielle, c'est à dire qu'elle ne peut ni ne veut être réservée à une profession définie, ni se référer à une idéologie, une théorie, une méthodologie ou à une pratique de manière exclusive pour les autres, mais les questionne toutes. Elle entend rester ouverte à toute personne et à tout point de vue, dans les limites de son objet, de sa Charte et de ses Statuts.

Dans ce cadre associatif, à l'échelle nationale et internationale, il n'y a pas de différence au niveau de la culture et de la connaissance de la problématique suicidaire : le fond commun est le même. Cela permet d'évoquer le partage. Les expériences de chacune des associations qui la composent, à travers celle de ses membres, permettent de faire avancer la connaissance globale du problème.

Les actions issues du monde associatif ont abouti, après la réalisation d'études épidémiologiques dans les années 80 à des rapports officiels, puis à une prise de conscience de la nécessité d'une politique de prévention en santé publique.

En 1996, grâce à la prise de position des conférences régionales de santé, la prévention du suicide apparaît comme une des dix priorités nationales dès la première conférence nationale de santé. Les objectifs de la politique nationale sur ce thème sont de *« coordonner les actions régionales »* et *« renforcer la recherche clinique et épidémiologique »*.

En 2000, sous l'égide de la Direction Générale de la Santé, une conférence de consensus a été organisée sur la ***« crise suicidaire : mieux reconnaître et prendre en charge »*** par la Fédération française de psychiatrie et l'Agence Nationale d'Accréditation En Santé, en vue de définir des bases scientifiques communes et validées permettant le meilleur repérage possible des situations de crise et des interventions en regard. C'est à partir de cette conférence et de l'expérience des Programmes Régionaux de Prévention du Suicide que la DGS a établi une **stratégie nationale d'actions face au suicide** (15). Cette dernière comporte depuis 2002, en plus des actions régionales, une formation nationale à l'intervention de crise suicidaire.

Ces mises au point d'experts et ces formations ont bénéficié également aux associations, en particulier les bénévoles écoutants des lignes de crise, et l'on peut dire que d'une certaine façon, les associations se sont *« professionnalisées »*. Ainsi, la *« Stratégie nationale d'actions face au Suicide en France 2000 – 2005 »* a été évaluée en 2006 dans le rapport Eureval. (6) et les actions associatives figurent en bonne place dans la mise en place de réseaux. De nouvelles associations régionales ont vu le jour à l'occasion des colloques ou des formations à l'intervention de crise.

Un deuxième plan national de prévention du suicide (4) a été mis en place pour la période 2011 – 2014 qui devrait être à son tour évalué.

2. L'association « SOS Suicide » en Polynésie française

En Polynésie, l'association SOS Suicide (10) a été fondée en 2001 sur l'initiative de soignants, pour promouvoir la prévention des conduites suicidaires en Polynésie française. Cette association se consacrant spécifiquement à la prévention du suicide comprend une centaine de membres bénévoles issus de toutes catégories socioprofessionnelles et confessions confondues. En 2014, une nouvelle association SOS Vie a vu le jour sur la presqu'île de Taravao, en liaison avec SOS Suicide, et l'association a constitué un réseau de personnes ressources dans les autres îles. L'association a souhaité initier des actions de prévention sur deux axes principaux : une ligne de crise téléphonique et le programme mondial de l'OMS *« SUPRE »* qui a évolué vers un programme régional *« START »*

Depuis 2005, l'association organise en Polynésie deux rendez-vous importants de sensibilisation du grand public : les journées nationales (de l'UNPS, le 5 février) et mondiales (de l'IASP, le 10 septembre) de prévention du suicide qui viennent s'ajouter aux actions régulièrement effectuées dans l'année basées sur les programmes de l'OMS.

L'accompagnement des personnes suicidaires par la ligne de crise

L'accompagnement téléphonique des personnes suicidaires par l'écoute anonyme a pour but de soulager l'angoisse et de recréer un lien humain pour différer, voire stopper le processus de crise suicidaire. Dans beaucoup d'appels, on ressent une forte ambivalence face au désir de mort, l'idée de suicide traduisant, *« non pas le choix de la mort, mais la douleur de la vie »* (Pr M. Debout)

Les débuts de l'écoute ont été pour le moins *« artisanaux »*, mais l'important était de *« lancer »* cette ligne. Sans moyen initial, les écoutants ont commencé en 2001 à répondre aux appels à la façon du Révérend Chad Vara, c'est-à-dire sur leur téléphone portable personnel. Puis est venu l'acquisition d'un téléphone portable qui était transmis de bénévole en bénévole, tel un *« relais humanitaire »*. Ce n'est qu'en 2003 que les écoutants ont reçu une formation canadienne, très pragmatique (très proche de la formation pluridisciplinaire nationale d'intervention de crise), qui évaluait l'urgence du passage à l'acte et recherchait des solutions concrètes, allant du contrat de vie à l'intervention directe via des secours médicaux. Cette même formation a été renouvelée en 2006, avec une deuxième formation, prodiguée par SOS Phénix Paris. Cette dernière approche reste plus dans l'écoute non interventionniste, avec une éthique et un positionnement presque psychanalytique. Les écoutants naviguent entre ces deux types de réponse selon les situations rencontrées. Les appels sont parfois des demandes de conseils pour un tiers ou d'intervention de la part d'établissements scolaires ou d'autres associations lors de journées de prévention, ou encore de confessions religieuses. Le plus souvent, il s'agit d'authentiques appels de personnes en détresse suicidaire (la dénomination de SOS Suicide est un choix des fondateurs pour bien cibler l'objectif et ne pas être submergé de demandes trop vagues). Il est fréquent que les appelants s'adressent à l'association par refus de contacter ou de se rendre dans une structure de soin spécialisée, la psychiatrie ayant en Polynésie comme ailleurs une forte image stigmatisante. L'association a ainsi un rôle complémentaire vis-à-vis de l'offre de soin classique et il convient de ne pas se tromper de positionnement lorsqu'on écoute, en essayant de faire abstraction de son origine professionnelle. Le fait que la moitié des écoutants réguliers (3 sur 6) soient médecin ou infirmier donne parfois des situations cocasses, comme celle vécue lors d'un long entretien téléphonique par un psychiatre écoutant bénévole :

*« – **Écoutant :** vous savez madame, après vous avoir écouté longuement, il me semble que vous êtes très en souffrance et déprimée ; une aide de la part d'un psychologue ou psychiatre vous serait très utile…*

*– **Appelant :** ne m'en parlez pas, les psychiatres, ce sont tous des C… Je ne suis pas folle… Ils vont me bourrer de médicaments… Non ce que je veux, c'est continuer à vous parler ou à des gens de l'association comme vous… »*

Les autres actions de prévention basées sur les programmes spécifiques de l'OMS

- **Le programme mondial SUPRE (SUicide PREvention en anglais) proposé par le siège de l'OMS :**

En 1999, l'OMS a lancé une initiative mondiale de Prévention du Suicide – (PRESU ou SUPRE en anglais) pour la mise en place d'enquêtes, d'interventions, et d'informations, face à la mortalité croissante liée aux comportements suicidaires : 60 % d'augmentation en 45 ans, le suicide devenant une des cinq premières causes de mortalité dans le monde aussi bien dans les pays développés que les pays en voie de développement

L'OMS propose le programme SUPRE de formation et met à la disposition de tous des plaquettes d'informations intitulées *« indications pour …. »*. Ciblées sur les professionnels ou personnes concernées, elles sont synthétiques, lisibles et représentent une source d'informations fiables comme support de formation.

Ces plaquettes, traduites en de nombreuses langues sont disponibles sur le site web de l'OMS (6). Les thèmes des 7 plaquettes disponibles en français figurent ci-après, une 8e plaquette est en cours d'élaboration sur la prévention du suicide dans les groupes religieux :

Plaquette 1 : Indications pour le médecin généraliste
Plaquette 2 : Indications pour les professionnels des media
Plaquette 3 : Indications pour le personnel enseignant et le milieu scolaire
Plaquette 4 : Indications pour les professions de santé primaire
Plaquette 5 : Indications pour le personnel pénitentiaire
Plaquette 6 : Indications pour la mise en place d'un groupe de soutien à ceux qui restent
Plaquette 7 : Indications pour les conseillers

Ce programme a été présenté à Tahiti lors de conférences du Dr José Bertolote, coordinateur du programme à l'OMS (Genève) à l'invitation de SOS Suicide et d'une association d'enseignement post-universitaire (l'APEPU) à l'occasion des journées mondiales de prévention 2006 (2). Il a été proposé par l'association de reprendre ce programme en l'adaptant à la

Polynésie. Initialement, il ne s'agissait que d'une diffusion des plaquettes, comme cela a pu être fait dans les Établissements pénitentiaires de Métropole. En Polynésie, la tradition orale nous a conduit à utiliser ce support pour des échanges plus vivants avec les personnes ressources.

Les actions menées à Tahiti ont été soutenues par un organisme public dépendant du Minsitère de la Santé, ainsi que par des clubs services (LIONS Club Papeete et Vaerau) et d'autres associations (étudiants de l'Université *« Tama Ora »* et d'un lycée professionnel *« Aorai »*). Elles consistent donc à informer différentes catégories socioprofessionnelles susceptibles de détecter des sujets à risque de suicide, de les soutenir et de savoir quand les orienter vers des spécialistes en fonction de l'évaluation du risque de passage à l'acte suicidaire. L'association SOS Suicide a pu effectuer ainsi une dizaine de sessions de formation/information à Tahiti et dans les îles.

De la même façon, l'association a mis en place des groupes de soutien tels qu'ils sont proposés dans la plaquette *« Indications pour la mise en place d'un groupe de soutien à ceux qui restent »*.

Le deuil après suicide peut conduire à un véritable état de stress post-traumatique (5), conduisant parfois à des idées ou des tentatives de suicide chez les proches; il s'accompagne souvent d'une grande culpabilité, d'une colère, d'une incompréhension, d'une déstructuration. Le partage peut favoriser la cicatrisation psychique.

Après un suicide, les proches sont bien souvent laissés seuls dans leur deuil sans assistance psychologique ni explication. Les endeuillés doivent savoir ce qui s'est passé chez celui ou celle qu'ils ne verront plus. Ils présentent des sentiments plus fréquents de responsabilité, d'abandon et de rejet devant la mort d'un proche par suicide que lors d'une mort naturelle. Des sentiments de déshonneur et de gêne les placent à part des autres personnes dans le deuil. Celui qui reste est plus enclin à passer la plupart du temps à s'interroger sur les motifs de la personne qui vient de se suicider, en se posant constamment la question des raisons de l'acte. Il existe encore plus de tabous dans le cas d'un suicide que pour toute autre cause de mort.

Les objectifs et mode de fonctionnement de ces groupes de soutien sont présentés dans les plaquettes. Les personnes endeuillées par le suicide d'un proche sont moins susceptibles d'exprimer leur peine que d'autres endeuillés. La rencontre entre ceux qui restent après un suicide peut donner la possibilité d'échanger avec d'autres personnes qui peuvent pleinement les comprendre car elles ont vécu la même expérience. Le but est donc d'apporter un soutien aux familles et aux proches se trouvant dans le deuil après le suicide d'un proche.

Le groupe s'est réunit au début une fois par mois, puis en fonction des demandes. Le groupe a établi collectivement un *« code d'éthique »*. Il s'este fixé des objectifs, un ensemble de déclarations claires qui définissent les domaines dans lesquels le groupe souhaite se mobiliser. Les membres doivent respecter les règles de confidentialité pour chacun. Ils n'émettent aucun jugement de valeur ou de critique à l'encontre des autres membres. Un groupe solide doit accepter des tensions saines et surmonter les conflits. Les animateurs doivent d'abord prendre soin d'eux-mêmes, afin d'être capables d'aider les autres. Tous les membres du groupe doivent être conscients que les personnes en deuil après un suicide sont elles-mêmes en danger d'attenter à leurs vies. Le groupe peut comprendre des professionnels de santé, des membres du réseau associatif et des éducateurs.

L'association a aussi le projet de mettre en place un groupe de soutien aux personnes suicidantes (ayant commis une tentative de suicide) et suicidaires (ayant des idées de suicide). Ce type de groupe serait plus délicat à constituer dans la mesure où ces personnes seraient encore vulnérables. Des précautions particulières seraient à prendre en compte, comme l'encadrement plus étroit par des professionnels de santé, du fait des réactions psychologiques possibles chez des personnes encore en crise suicidaire.

L'accompagnement des suicidants à travers le programme régional de prévention du suicide START (Suicide Trends in At-Risk Territories) proposé par le bureau du Pacifique Occidental de l'OMS :

En 2005, l'OMS a aussi adapté un des volets du programme SUPRE à la région, le programme SUPRE-MISS, en un nouveau programme appelé START (Suicide Trends in At-Risk Territories), financé ici par le Ministère de la Santé. Bien que le champ d'action soit plutôt du ressort médical, l'association a joué un rôle important en soutenant cette action auprès des autorités sanitaires. L'enquête consiste en un recueil de données auprès de suicidants (questionnaire de base et batterie d'évaluation) proposé à toutes les personnes admises aux urgences du CHPF ou des hôpitaux périphériques après une tentative de suicide. Dans un deuxième temps, un dispositif de prévention est proposé en deux phases : une intervention brève d'environ une heure (psychoéducation concernant la crise suicidaire et les facteurs de risque, les ressources disponibles) puis un rappel téléphonique régulier (les semaines 1, 2, 4, 7, 11, au 6e mois, à 12 mois et à 18 mois). Il faut noter l'intérêt majeur de ce dispositif dans la configuration géographique qui est celle de la Polynésie française : 114 îles réparties sur une superficie aussi vaste que celle de l'Europe, les seules offres de soin spécialisé en santé mentale étant localisées sur l'île principale de Tahiti (où réside la moitié de la population). Les rappels sont faits par le psychiatre coordinateur de l'étude et la psychologue, sauf durant leurs périodes d'absence où se sont les bénévoles qui prennent le relais auprès des appelés qui en sont d'ailleurs très satisfaits. Le rôle de l'association pourrait donc se poursuivre dans ce service de rappels téléphoniques, car il n'est pas ici question de faire une thérapie par téléphone mais bien d'apporter un soutien humain psychologique et relationnel.

Le Dr J.M. Bertolote, un des responsables à l'OMS de SUPRE-MISS, l'ancêtre de ce programme START, rapporte d'ailleurs (2) que les bénéfices thérapeutiques obtenus étaient moindres lorsque les rappels téléphoniques étaient réalisés par des soignants s'engageant dans de véritables consultations par téléphone. Globalement, l'enquête SUPRE-MISS réalisée sur plus de 1 000 suicidants (comparés à 1 000 témoins) a donné des résultats très positifs sur la mortalité en général et par suicide en particulier : réduction par 6 du nombre de suicide au bout de 18 mois dans le groupe qui avait bénéficié de l'intervention par psychoéducation et des rappels téléphoniques.

Une telle expérience de rappel téléphonique a eu lieu en Métropole (13). Cependant, le protocole était quelque peu différent avec un premier rappel à un mois, alors que le premier rappel du protocole START débute dès la première semaine et se prolonge avec des appels plus fréquents. Il convient de souligner que les résultats de cette approche étaient cependant encourageants.

3. Conclusions

Il est pour l'instant difficile d'évaluer les résultats de ces actions en terme quantitatif, par exemple sur la diminution du nombre de tentatives de suicide ou même de suicides aboutis, mais il est certain que sur le plan humain et individuel, le soutien par l'écoute des personnes suicidaires, est un progrès indéniable et correspond à un besoin palpable. Les personnes qui appellent terminent très souvent leurs entretiens par des remerciements ou témoignent un apaisement manifeste de leurs angoisses. Il nous semble que ces actions mériteraient d'être développées dans le cadre d'un dispositif plus large de prévention du suicide, comme c'est le cas dans la plupart des pays. Il est encourageant de souligner que depuis 2013, l'association bénéficie d'une convention de financement entre le Pays et la Caisse de Prévoyance Sociale (CPS) de Polynésie française.

4. Bibliographie

1. Association Internationale de Prévention du Suicide ou IASP. Site web : www.iasp.info
2. Bertolote J.M. Communication orale, Journée Mondiale de Prévention du Suicide, Tahiti, 2006.

3. Direction Générale de la Santé. Rapport sur l'évaluation de la stratégie nationale d'actions face au suicide 2000-2005.
Site web : www.sante.gouv.fr/htm/dossiers/suicide/rapport.pdf.
4. Direction Générale de la Santé. Programme nationale d'actions contre le suicide.2011-2014 : www.sante.gouv.fr/IMG/pdf/Programme_national_d_actions_contre_le_suicide_2011-2014.pdf
5. Hanus M. *Le deuil augmente le risque de suicide*. In : M Hanus. *Le deuil après suicide.* Paris, Maloine, 2004 : 195-207.
6. OMS. Site web : www.who.int/about/fr/ et brochure groupes de soutiens : ref.WHO/MNH/MDB/00.6)
7. Shea SC. Brief guide des sites web sur la prévention du suicide. In *Évaluation du potentiel suicidaire : comment intervenir pour prévenir.* Elvsevier Masson, 2008 : 293-298.
8. SOS Amitié. Site web : www.sos-amitie.com
9. SOS Suicide Phénix. Site web : www.sos-suicide-phenix.org
10. SOS Suicide (Polynésie). Site web : www.sossuicide.pf
11. SOS Suicide. Site web : www.sossuicide.pf
12. Suicide Écoute. Site web : www.suicide.ecoute.fr
13. Terra JL, Seguin M. Manuel de formation à l'intervention de crise suicidaire, Direction Générale de la Santé, 2004.
14. Union Nationale de Prévention du Suicide UNPS.
Site web : www.infosuicide.org
15. Vaiva G, Ducrocq F, Meyer P et al. Effect of telephone contact on further suicide attempts in patients discharged from an emergency department : randomised controlled study. BMJ, 2006, 332 : 1241-1245.

II. La prévention du suicide, des pays Nordiques à l'Asie/Pacifique, Stéphane Amadéo

1. Introduction

Les pays scandinaves font souvent considérés comme une référence en matière de prévention du suicide. Historiquement la Finlande a, du fait d'un des taux de suicide les plus élevés d'Europe, lancé à la fin des années 1980 le premier programme national de prévention du suicide. La Suède, qui avait aussi expérimenté très tôt des actions ciblées d'envergure (avec la fameuse étude du Götland), lui a emboîté le pas avec le Danemark et la Norvège. Il est pertinent, vingt ans plus tard de se poser la question : ces programmes ont-ils été efficaces ? Quels composants sont transposables dans d'autres pays ?

Au début des années 90, la France avait l'un des taux les plus élevés d'Europe de l'ouest, proche des taux de certains pays Nordiques (Finlande et Danemark). Les tendances actuelles montrent une stagnation des taux de suicide en France alors qu'on observe une diminution sensible dans les pays scandinaves. Cependant, malgré cette stagnation, le suicide reste la première cause de mortalité chez les 25-34 ans dans ces pays (3). Nous commencerons par faire un état des lieux avec les données épidémiologiques des taux de suicide dans ces pays, avant de présenter des programmes de prévention dans les aspects généraux et particuliers (actions ciblées) et enfin d'en discuter l'efficacité à la lumière du regard porté par des experts de la région Asie/Pacifique.

2. Données épidémiologiques

La situation socio-économique de ces pays, regroupés géographiquement, comporte néanmoins de fortes différences ayant nécessairement un impact sur les moyens mis en œuvre pour la prévention du suicide, en particulier l'offre de soins (Tableau 1).

Qu'en est-il aujourd'hui des taux de suicides dans ces pays ? Le tableau 2 montre l'évolution des taux de suicide pour les pays scandinaves sur une période de sept à dix ans.

Tableau 1 : Caractéristiques socio-démographiques des Pays nordiques

	Danemark	**Finlande**	**Norvège**	**Suède**
Population	5,3 millions (122 hab./km2)	5,2 millions (15 hab./km2)	4,3 millions (15 hab./km2)	8,9 millions (20 hab./km2)
PIB/hab.	29 340 euros	25 000 euros	39 14 euros	25 000 euros
Espérance de vie	74,2 ans (H) 79 ans (F)	73,8 ans (H) 81 ans (F)	77,16 (H) 82,6 (F)	77 ans (H) 81,9 ans (F)

Source internet : CIA World Factbook : Norway, Site officiel de la Norvège

Qu'en est-il aujourd'hui des taux de suicide dans ces pays ? Le tableau ci-joint montre l'évolution des taux de suicide pour les pays scandinaves sur sept à dix ans.

	Danemark		**Finlande**		**Norvège**		**Suéde**	
	1994	**2001**	**1995**	**2004**	**1994**	**2004**	**1995**	**2002**
Hommes	21	19,2	41	31,7	17	15,8	19	19,5
Femmes	8	8,1	11	9,4	6	7,3	8	7,1

Source : OMS, Banque de données disponibles.

Au **Danemark**, après une période stable dans les années 60 et 70, les taux de suicide ont été parmi les plus élevés au monde dans les années 1980. On observe depuis une diminution du taux de suicide chez les hommes, et après une forte baisse, une stagnation chez les femmes. Cette diminution a débuté ces 20 dernières années, mais ne concerne pas les âges extrêmes, avec une stagnation du taux chez les jeunes et même une augmentation du taux chez les personnes âgées de plus de 85 ans (18). La réduction du taux de suicide observée dans tous les pays occidentaux ces dernières années serait plus importante au Danemark.

En **Finlande**, la situation montrait un très fort taux de suicide pour les deux sexes avec un taux moyen de 27/100 000 en 1989 avant d'avoir une tendance décroissante depuis 1990 (29). Comme on le voit, cette baisse se poursuit entre 1995 et 2004.

En **Norvège**, on retrouve une baisse des taux chez les hommes et les femmes entre 1994 et 2004 et en **Suède** une légère augmentation chez les hommes et une légère baisse chez les femmes entre 1995 et 2002. La diminution est significative principalement chez les jeunes adolescents en Norvège, et la tendance à la baisse a débuté dans ces pays sur une période de 5 ans précédant la stratégie nationale (9).

3. *Les stratégies de prévention dans les différents pays Nordiques*

Présentation générale

Les composantes des stratégies nationales de prévention du suicide sont retrouvées peu ou prou dans chaque pays. Une analyse exhaustive de ces stratégies a été donnée par De Leo (9). Une revue plus récente fait aussi le point sur les stratégies de prévention non exclusivement nationales, mais à partir d'une méta-analyse des études publiées les plus fiables (15). Nous avons tenté de résumer les composants de ces programmes en compilant les données de la littérature et en nous basant sur des rapports disponibles sur internet, le rapport de l'OMS sur la prévention du suicide en Europe (31) et le rapport de consensus récent de la Commission européenne sur la prévention de la dépression et du suicide (30).

Pays	Danemark	Finlande	Norvège	Suède
Année de lancement du plan national et source : Wahlbeck & Mäkinen, European Communities, 2008 * ; Nordentoft, 2007** et www.suicideinfo.ca, Centre for suicide prevention, Calgari, Canada 2006 ***	1999* et **	1992* 1993***	1992* 1994***	1995* et ***
Composant				
Sensibilisation du public	?	Oui	Non	Oui
Éducation des media	?	Oui	Non	Non
Accès aux soins (santé mentale, crise…)	Oui	Oui	Non	Non
Programmes basés sur la communauté	?	Oui	Oui	Non
Restrictions des moyens létaux	Oui	Oui	Non	Oui
Formation	?	Oui	Oui	Oui
Recherche et évaluation des programmes	Non	Non	Oui	Oui

Site web : www.stakes.fi/pdf/mentalhealth/Prevention_of_depression_and_suicide.pdf.

Le **Danemark** a ciblé dans son programme lancé en 1999 les groupes à haut risque, avec deux axes principaux : apporter un traitement adapté aux suicidants, augmenter la prise de conscience de la nécessité de suivi, en particulier immédiatement après la sortie d'un hôpital ou dans les semaines qui suivent la sortie, période à haut risque suicidaire. La proposition pour un programme national Danois de prévention du suicide du Danish National Board of Health (1998) est intervenue dans une phase de baisse des taux de suicide. Le plan se décline en prévention *générale*, pour des *groupes à risque spécifiques* et pour des *individus en processus de crise suicidaire*, ce qui correspond à une modélisation de la prévention établie par l'Institut de Médecine de Washington (prévention *universelle, sélective et ciblée*), plutôt qu'en primaire, secondaire et tertiaire.

La **Finlande** a lancé son premier programme durant la décennie 1986-1996. Les actions de ce programme découlaient des autopsies psychologiques réalisées en 1987. L'approche nationale finlandaise comportait une quarantaine de programmes spécifiques, décentralisés dans différents secteurs avec plus de 1 000 projets locaux, chacun intégrant les intérêts et les besoins exprimés par des intervenants locaux : les centres de santé, les écoles, l'église, l'armée, les media. Selon les rapports d'évaluation, le programme semble avoir eu un impact positif sur la réduction du taux de mortalité par suicide (27 ; 28). Cela serait en partie lié, selon le premier auteur, au fait que ce projet ait été lancé sous l'autorité ministérielle (santé/social), avec un large relais dans les media, une large sensibilisation de la population. Dans chaque région, un groupe pilote devait travailler sur la rédaction d'un rapport sur le projet de prévention et de guides diffusés dans tout le pays. L'adaptation des programmes au mode d'organisation du Pays a été fondamentale dans la mise en œuvre des stratégies de prévention, ainsi que l'association des professionnels à l'élaboration de ces programmes.

En **Suède**, le programme de prévention du suicide a été développé en 1995, par les autorités de santé et un groupe d'experts. Dans la continuité, un nouveau programme national, développé en 2007/2008, propose des soins de santé publique et des stratégies de soins devant se renforcer mutuellement. Il devait être ratifié par le Parlement suédois en juin 2008 pour donner un statut légal aux actions, mais aussi pour donner un signal fort à l'ensemble de la population et pour réduire la stigmatisation et le tabou autour du suicide.

La **Norvège** s'est fixé quatre objectifs principaux dans son programme national 1994-1999 : établir des ressources communautaires avec la création d'un centre national et de 3 centres régionaux de prévention du suicide ; stimuler une recherche plus importante et systématique ; initier une diffusion systématique des connaissances en la matière ; mettre en œuvre des actions d'information. Il faut souligner qu'avant la mise en place du programme national il existait déjà une dizaine de projets de recherche d'envergure impliquant une vingtaine de chercheurs.

Les stratégies ciblées : quelques exemples

Le suivi des suicidants

La mise en place de traitements adaptés et de réseaux de soutien, avec un accès facile et rapide aux possibilités de traitement semble avoir montré son efficacité au **Danemark** (19) et en **Finlande** (13).

Les thérapies cognitivo-comportementales des conduites suicidaires ont été testées avec succès au **Danemark,** (19). Dans leur étude, les auteurs ont analysé le taux de récidive de tentatives de suicide et de suicide durant un suivi d'un an chez 359 patients à la sortie d'un centre de prévention du suicide de Copenhague. Les patients avaient été admis pour deux semaines dans ce centre de 6 lits et avaient reçu une thérapie comportementale (*« problem solving »*) par des psychologues et un soutien par des travailleurs sociaux (suivi non psychiatrisé). Malgré un fort pourcentage de perdus de vue (41 %), on observe une différence significative du nombre de récidives entre le groupe avec intervention (5.6 % de contact avec l'hôpital) et le groupe sans intervention (14.5 % de contact). Concernant les suicides, une diminution du nombre de décès (non significative statistiquement) était observée dans le groupe avec intervention.

Un des axes développés en **Norvège** dans le ciblage des actions sur les facteurs de risque est la prise en compte spécifique des sujets qui s'automutilent et des suicidants victimes d'abus sexuels, situations qui sont associées à un risque de répétition de tentative de suicide significativement plus élevé qu'en population générale (31).

La restriction de l'accès aux moyens létaux

Au **Danemark**, la réduction de l'accès aux moyens létaux serait (18) en partie responsable de la diminution du taux de suicide, avec une moindre mortalité pour les moyens spécifiques qui ont fait l'objet de mesures, comme c'est le cas pour l'utilisation des barbituriques, du dextropropoxyphène et des gazs domestiques et d'échappement de voiture (réduction du taux de monoxyde de carbone).

La formation des médecins pour le traitement des troubles mentaux

Le traitement précoce et complet des dépressions a fait l'objet de programmes spécifiques, avec bien sûr l'étude du Gotland en **Suède**. Un programme de formation des généralistes au repérage et au traitement de la dépression réalisé entre 1982 et 1986 a fait diminuer le nombre de suicide de 25 à 7/100 000 durant cette période, principalement chez les hommes (25). Mais ces taux sont remontés dans les années qui ont suivi : le taux de suicide de sujets dépressifs était de 42 % avant la formation, puis est passé à 12 % dans les deux ans et demi qui ont suivi et est remonté à 16 % dans les 10 ans qui ont suivi la fin du programme (24). Ceci montrait la nécessité de répéter ce programme tous les deux ans (2).

L'impact lié à l'introduction des antidépresseurs IRSS en 1989 sur l'évolution des taux de suicide a été évalué dans les **quatre pays nordiques** (22 ; 23). Les auteurs ont analysé l'évolution de ces taux de suicide en fonction du nombre de boîtes d'IRSS vendues. La tendance est à la diminution des taux (ou l'accélération de leur diminution) depuis les années 1988-1990. Malgré les limites de l'étude, et les résultats contradictoires dans d'autres pays (Angleterre, Iceland, Italie), les auteurs concluent à un effet favorable des antidépresseurs IRSS sur les taux de suicides. L'analyse par pays a montré qu'au **Danemark**, les taux de suicide ont commencé à diminuer une dizaine d'années avant l'introduction des IRSS, avec un net infléchissement depuis 1982, mais une accélération significative de la diminution en 1989. En **Finlande**, les taux de suicide avaient augmenté dans les années 60, 70 et 80 et ont commencé à diminuer de façon importante en 1990. C'est dans ce pays que la diminution est la plus nette (mais la Finlande avait aussi lancé son programme national de prévention du suicide à cette période). En **Norvège**, après une tendance à la hausse des taux depuis 1967, une diminution a été amorcée en 1988, avec une accélération de la baisse en 1995. Enfin en **Suède**, la diminution avait commencé en 1968 et a été nettement accélérée en 1988.

En **Norvège**, le programme de formation académique régulièrement dispensé aux professionnels s'occupant des suicidants a constitué un recours fréquent pour de nombreux groupes professionnels. Un magazine de prévention du suicide est publié trois fois par an à plus de 5 500 exemplaires.

En **Suède**, une expérience de formation d'intervenants ressemblant à nos diplômes d'Université (200 heures de formation), délivrée par le Karolinska Institute de Stokholm aux personnes impliquées dans les soins psychiatriques, a fait l'objet d'une évaluation en termes d'impact sur le dispositif de prévention du suicide (21). Les auteurs indiquent que les problèmes d'organisation et de turn-over des personnes formées rendaient difficile l'évaluation de l'efficacité de telles formations dans la réduction de taux de suicide dans un périmètre donné correspondant aux lieux de formation des personnes (29 personnes).

Les interventions auprès des jeunes et des familles

En **Finlande**, la promotion de la santé est un des axes développés dans la prévention du suicide, notamment chez l'enfant dont les parents souffrent de troubles psychosociaux avec le programme VAVU de formation des équipes au soutien des interactions précoces mère enfant *« European Early Promotion Project EEPP »* ou le programme *« Effective Family »* (30).

Discussion : après évaluation des programmes, l'extension ou l'application du modèle Nordique de prévention du suicide est-elle possible ou pertinente dans d'autre pays d'Europe (en particulier en France) ou d'autres continents ?

L'évaluation des stratégies de prévention

Cette évaluation est difficile du fait de la complexité des facteurs en jeu, individuels et sociaux et de la pluralité des approches en prévention (7). Il existe des variations diachroniques liées à des facteurs macroéconomiques, historiques et culturels qui interfèrent avec l'impact des stratégies de prévention. On sait que dans le monde, il y a eu une tendance globale à l'augmentation des taux de suicides ces 50 dernières années (OMS), mais qu'une tendance à la baisse a été observée ces 15 dernières années en Europe de l'Ouest, tandis que les taux continuaient à grimper dans les Pays Baltiques.

La réduction des taux de suicide au **Danemark** est peut-être liée à la mise en place du programme de prévention, mais les actions n'ont pas été évaluées de façon systématique dans leur globalité. Ainsi, en dehors d'une étude ponctuelle rapportant des résultats intéressants sur le taux de répétition des tentatives de suicide dans la file active (vs groupe contrôle) du centre de prévention du suicide de Copenhague (17), la création de centres de prévention du suicide dans la plupart des grandes villes du Danemark n'a pas démontré son efficacité. Les changements dans les taux de suicide du Danemark seraient liés à, selon cet auteur, l'introduction des nouveaux anti-dépresseurs (à la fois aussi efficaces que les tricycliques, mieux tolérés et surtout moins toxiques en cas d'intoxication volontaire), l'attention portée à la prévention du suicide et la multiplication des initiatives, la réduction des moyens létaux (en particulier les barbituriques et le monoxyde de carbone du gaz de ville), l'amélioration des traitements des suicidants et enfin à une meilleure intégration sociale.

Depuis le début de la mise en route du projet national **finlandais** en 1990, le taux de suicide est passé de 30 à 18/100 000 en 2005, surtout dû à la baisse du nombre de suicide chez les hommes.

Un regard sur les programmes de prévention du suicide par un autre continent : les pistes de prévention à développer selon des experts de la région Pacifique

Deux analyses d'experts reconnus internationalement et issus de la région pacifique termineront cette discussion.

Diego De Leo, responsable du Centre de Prévention du Suicide de Brisbane en Australie (centre collaborateur de l'OMS), s'est livré à une analyse approfondie de l'évolution des taux de suicide pour les différents pays nordiques en fonction de la date d'introduction de leur programme national de prévention. Il conclut que seule la Finlande aurait vraiment connu une baisse de la mortalité par suicide liée au plan national, les autres stratégies nationales n'ayant pas apporté la preuve de leur efficacité (9). Cependant l'auteur nuance la validité de son analyse par des biais, par exemple le fait que les stratégies nationales se soient mises en place sur plusieurs années, et n'ont pas été prises en compte en totalité, ou encore que certaines actions locales avaient débuté bien avant l'adoption des stratégies nationales, faussant là aussi l'analyse au détriment des stratégies nationales dont l'impact était donc moindre. À noter également la forte variabilité des taux sur des périodes de 5 ans.

Les stratégies nationales semblent avoir certaines composantes plus efficaces que d'autres, selon cet auteur. Ainsi en est-il pour le traitement des maladies mentales, la formation des personnels de soins en santé primaire, les lignes d'écoute et centres de crise, avec une efficacité optimale quand le ciblage des personnes bénéficiaires de ces services d'écoute est réalisé par les services de psychiatrie, selon l'évaluation des risques, ainsi que la mise en place de rappels téléphoniques ou de recontacts. Des expériences de ce type ont dèjà été menées en France (8). Une méthode originale développée en Australie a donné un résultat prometteur avec le simple envoi régulier de cartes postales aux suicidants (6). Sont cités également les programmes en milieu scolaire, adressés à la fois aux enseignants et aux élèves, la restriction de l'accès aux moyens létaux et l'amélioration de la présentation du suicide dans les media. Pour cet auteur, l'avenir semble résider dans l'analyse des facteurs de protection, qui ont été négligés jusqu'à présent. Il suggère aussi des études plus approfondies sans chercher à reproduire systématiquement ce qui est retrouvé dans la littérature internationale, avec une meilleure prise en compte de la culture locale et des spécificités sociétales, une meilleure collaboration réelle en pratique au niveau multidisciplinaire. *« Penser en grand, chaque mesure pouvant être la cible d'une composante particulière du problème et une réponse singulière à la problématique individuelle... »*. La mise en application de cette analyse se retrouve dans le projet START (Suicide Trends in At-Risk Territories), coordonné par le professeur De Leo sur la région Asie Pacifique (dont la Polynésie française). Ce programme de prévention comporte quatre composants : une surveillance de base des conduites suicidaires avec batterie d'évaluation épidémiologique pour les suicidants, une intervention avec psycho-éducation et recontact téléphonique sur 18 mois, une analyse spécifique des cas de tentatives de suicide sévères et des autopsies psychologiques (1).

L'équipe d'**Annette Beautrais** de Nouvelle Zélande (Chirstchurch) nous fournit la revue la plus récente des différents programmes de prévention du suicide (5), avec une classification en fonction des résultats, qu'ils soient démontrés ou non :

- Les stratégies ayant des résultats démontrés : la formation des médecins, la restriction des moyens létaux, l'éducation des personnes ressources de première ligne (*« gatekeeper »*) ;
- Les stratégies qui paraissent prometteuses : le traitement pharmacologique des maladies mentales, les psychothérapies et interventions psychosociales, la sensibilisation à la prise de conscience du public, le dépistage de la dépression et du risque suicidaire, les centres de crise et de conseil, le renforcement des habilités basées sur les programmes scolaires, la modération de la presse, le soutien famillial ;
- Les stratégies qui n'ont pas encore démontré leur efficacité mais qui peuvent être bénéfiques : le contrôle de la consommation d'alcool, les

services de soutien communautaire en santé mentale, les aides familiales devant le stress et les difficultés;
- Les stratégies qui peuvent être dangereuses : les programmes de sensibilisation des enfants en milieu scolaire, les campagnes de prévention du suicide dans les media, les contrats de vie.

L'adaptation des approches en fonction du contexte bio-socio-culturel

La mondialisation est aussi à l'œuvre dans le domaine de la prévention du suicide. Si l'on peut voir la transposition de certains composants de ces stratégies nationales dans d'autres pays, il y a aussi l'émergence de nouveaux plans adaptés au contexte bio-socio culturel, avec une évaluation de plus en plus rigoureuse. Il semble de toute façon impossible de faire l'économie d'une première étape indispensable à toute élaboration de programme de prévention : celle d'un état des lieux épidémiologique le plus précis à l'échelon local, voire d'une *« micro-épidémiologie »*. Par exemple, en **Suède**, des études ont ciblé deux quartiers de Stockholm sur 5 ans, de 1987 à 1991 (11). Le quartier le plus défavorisé socialement avait le taux de suicide le plus élevé. Nul doute que les priorités de prévention ne sont pas les mêmes dans ces deux quartiers proches de la même ville. Par ailleurs, la plupart des recherches sur le suicide proviennent très souvent des États-Unis et les résultats ne sont pas toujours transposables de façon standardisée en Europe ou même à l'intérieur de chaque pays Européen, du fait de différences politiques et culturelles (30). Les nouvelles recherches doivent être multidisciplinaires, en réseau, nationales et internationales dans tous les aspects génétiques, biologiques, sociaux et psychologiques.

De même, au niveau des pathologies rencontrées, l'association entre troubles de l'humeur, en particulier la dépression, et le suicide abouti ne semblent pas aussi forte dans tous les pays. Ainsi les autopsies psychologiques de suicidés réalisées dans les pays de la région Asie Pacifique révèlent des fréquences moindres de trouble de l'humeur, et aussi des troubles psychiatriques majeurs, que dans les pays occidentaux, suggérant que les passages à l'acte y sont plus liés à des troubles de la personnalité avec forte impulsivité. Peut-être s'agit-il encore d'actes impulsifs non liés à un trouble de la personnalité spécifique, mais plus à une réaction *« bio-culturelle »* à des évènements de vie stressants, à des raptus anxieux ou une mauvaise gestion du stress. Selon des résultats compilés par Bertolote (OMS, cf. figure 2), la comparaison des résultats d'autopsie psychologique issus de différents continents va dans ce sens.

Dans le même ordre d'idée, l'étude de Beautrais (4), comparant les suicides (par autopsies psychologiques) et tentatives de suicide (par évaluation très poussée du suicidant et de l'entourage proche) chez les jeunes de Nouvelle

Zélande, a montré un taux significativement plus bas de troubles de l'humeur chez les suicidés (30 %) par rapport à ceux qui avaient commis une tentative suicide sérieuse (71,2 %). L'auteur notait aussi que la différence entre les sexes la plus significative était le moyen plus létal utilisé par les hommes (81.7 % des suicidés). Des études anthropologiques doivent être menées parallèlement à la mise en place de stratégies de prévention du suicide, sur la conception de la mort dans les différentes cultures en fonction du sexe, des âges de la vie, du sentiment de religiosité et de la spiritualité.

Une approche complémentaire et prospective des programmes de prévention du suicide : la prise en compte des facteurs génétiques et biologiques

On ne serait pas complet sans aborder (brièvement) cette question. En effet les Scandinaves ont aussi été des pionniers en matière de biologie du suicide avec l'étude princeps suédoise de Marie Asberg qui, la première, a mis en évidence un lien entre certains neurotransmetteurs (la sérotonine) et le comportement suicidaire en 1975. Cette équipe avait retrouvé une baisse significative du métabolite de la sérotonine (5-HIAA) dans le liquide céphalo-rachidien des suicidés comparativement à des dépressifs non suicidés. Depuis, de nombreux travaux, y compris des études de suivi, sont allés dans ce sens, et des études de génétique moléculaire ont pris le relais. Les rapports actuels évaluant les programmes de prévention du suicide recommandent de prendre en compte ces facteurs de risque. Il est possible, avec les premiers résultats (14 ; 16) montrant un risque plus élevé d'idéation suicidaire chez les dépressifs traités par Citalopram en fonction du terrain génétique et la commercialisation de ces tests (société Neuromark **Mark-C test** qui propose deux marqueurs génétiques, GRIK2 et GRIA3), sans parler des tests de dépistage aux troubles psychiatriques (société Psynomics, qui propose les tests d'ADN **Psynome** pour les mutations du gène GRK3 associés aux troubles bipolaires, **Psynome2** pour les mutations de l'allèle L Promoter L associées à la réponse aux médicaments sérotoninergiques et société SureGene, avec le **AssureGene test** qui examine un panel de gènes et marqueurs associés au risque de développer une psychose), que cette piste sera développée très sérieusement dans les pays scandinaves. Cependant, même si de nouveaux résultats prometteurs ont été publiés en 2014 (12 ; 26) cette voie doit faire encore l'objet de multiples évaluations compte tenu de la non réplication de certains résultats, et des problèmes éthiques soulevés par ces tests de prédisposition, même si leur acceptabilité par les patients et leurs familles semble bonne dans certains pays.

4. Conclusions

Les pays nordiques ont été les premiers à mettre en œuvre un plan national de prévention du suicide. La Finlande et le Danemark, de façon moins nette, sont les pays qui semblent avoir connu la baisse la plus importante de leur taux de suicide. Cependant, les situations sont assez variables d'un pays à l'autre si l'on tient compte des modalités de conception et d'application des plans et aussi des classes d'âge qui bénéficient de bons résultats. Le plan national de la Finlande a été basé sur des intervenants locaux en fonction de l'intérêt et des priorités définies par les acteurs de première ligne. Le facteur humain joue donc à plein dans la mesure où la connaissance du terrain et la motivation des acteurs (les *« travailleurs du vivant – ou de la mort »*) ne peut se décréter par des programmes nationaux, même si une forte impulsion est donnée. Ces stratégies nationales scandinaves, en particuliers finlandaises, ont néanmoins contribué à l'élaboration de recommandations internationales (ONU, 1996); celles-ci ont inspiré des plans nationaux dans d'autres pays, l'Australie (1995/1996), la France (2000), les États-Unis (1999-2001), la Grande-Bretagne (2002), la Nouvelle-Zélande (2005/2006). Le risque serait d'en être prisonnier et de brider la créativité des initiatives locales. Les cibles de prévention doivent être adaptées. La gestion du stress et de l'impulsivité sont peut-être des pistes à développer davantage. Par exemple, les thérapies comportementales spécifiques, ou les thérapies moins conventionnelles, comme les soins à médiation corporelle, visant à diminuer ou à mieux contrôler les réactions anxieuses ou le terrain impulsif, comme la *« bonne vieille »* cure thermale psychiatrique typiquement française (10) ou des techniques plus traditionnelles, venues d'Inde ou de l'Asie Pacifique comme les massages aux huiles essentielles anxiolytiques ou sédatives. L'impact et la validation scientifiques de ces thérapies mériteraient d'être étudiés. Leur acceptabilité sur le plan individuel et culturel ne fait guère de doute, du fait de l'aspect plus naturel, écologique et non-iatrogène....

5. Références bibliographiques

1. Amadéo S. *Épidémiologie et prévention du suicide en Polynésie Française.* Congrès franco-algérien de psychiatrie. Montpellier, 9 juin 2007.
2. Batt A. *Dans l'ile de Götland : de l'expérimentation au réalisme de l'expérience.* Actualité et dossier en santé publique, 2003, 45 : 26-27.
3. Batt A, Campeon A, Leguay D, Lecorps P. *Épidémiologie du phénomène suicidaire : complexité, pluralité des approches et prévention.* Encyclopédie Médico-Chirurgicale Psychiatrie, 2007, 37-500-A-20.

4. Beautrais AL. *Subsequent mortality in medically serious suicide attempts : A 5 year follow-up*. Australian & New Zealand Journal of Psychiatry, 2003, 37 : 595–599.
5. Beautrais A, Fergusson D, Coggan C et al. *Effective strategies for suicide prevention in New Zealand : a review of the evidence.* New Zealand Med Journal, 2007, 1251 : 2459 – 70.
6. Carter GL, Glover K, Whyte IM et al. *Postcards from the Edge project : randomised controlled trial of an intervention using postcards to reduce repetition of hospital treated deliberate self-poisoning.* BMJ, 2005, doi : 10.1136/bmj.38579.455266.E0.
7. Chagon F, Mishara B. *L'évaluation des programmes en prévention du suicide.* Ed EDK. Québec. 2004, 192 pages.
8. Chavagnat JJ. *Prévention du suicide*. John Libbey Eurotext. Montrouge. 2005. 200 pages.
9. De Leo D. *Bilan des politiques de prévention : pourquoi si peu d'avancées ?* In : A Batt-Moillo, A. Jourdain. *Le suicide et sa prévention.* Rennes, Éditions ESPN, 2005 : 237 – 258.
10. Dubois O, Salamon R, Poirier MF, Olié JP *Le thermalisme psychiatrique dans les troubles anxieux.* Annales Médico-Psychologiques. 2008, 166 : 109-114.
11. Ferrada-Noli M. *Health and socioeconomic indicators in psychiatric catchment areas with divergent suicide rates*. Psychol Rep, 1997, 81 : 611 –619.
12. Guintivano J, Brown T, Newcomer A, Jones M, Cox O, Maher BS, Eaton WW, Payne JL, Wilcox HC, Kaminsky ZA. *Identification and Replication of a Combined Epigenetic and Genetic Biomarker Predicting Suicide and Suicidal Behaviors.* Am J Psychiatry. 2014 Jul 30. doi : 10.1176/appi.ajp.2014.14010008.
13. Haukka J, Suominen K, Partonen T et al. *Determinants and outcomes of serious attempted suicide : a nationwide study in Finland,* 1996-2003. American J Epidemio, 2008, 167 : 1155-63.
14. Laje G, Paddock S, Manji H et al. *Genetic markers of suicidal ideation emerging during Citalopram treatment of major depression*. Am J Psyciatry, 2007, 164 : 1530 – 1538.
15. Mann JJ, Apter A, Bertolote J, et al. *Suicide prevention strategies. A systematic review*. JAMA, 2005, 294 : 2064–74.
16. Menke A, Lucae S, Kloiber S et al. *Genetic markers within glutamate receptors associated with antidepressant treatment-emergent suicidal ideation*. Am J Psyciatry, 2008, 165 : 917-918.

17. Nordentoft M, Branner J, Drejer K et al. *Effect of a Suicide Prevention Centre for young people with suicidal behaviour in Copenhagen.* EUR Psychiatry, 2005, 20 : 121-128
18. Nordentoft M, Qin P, Helweg-Larsen K, et al. *Restrictions in meansfor suicide : an effective tool in preventing suicide : the Danish experience.* Suicide Life Threat Behav, 2007, 37 : 688 – 697.
19. Nordentoft M. P*revention of suicide and attempted suicide in Denmark : Epidemiological studies of suicide and intervention studies in selected risk groups.* Danish Medical Bulletin, 2007, 4 : 306-69. Disponible sur le site web suivant : http://www.danmedbul.dk/DMB_2007/0407/04-07-disputatser/DMB3963.htm.
20. Organisation des Nations Unies. *Prevention of Suicide. Guidelines for the implementation of national strategies.* New Work. Éditions United Nations Publications, 1996, 29 pages.
21. Ramberg Il, Wasserman D. *Suicide-preventive activities in psychiatric care : evaluation of an educational programme in suicide prevention.* Nord J Psychiatry. 2004, 58 : 339-394.
22. Reseland S, Bray I, Gunnell D. *Relationship between antidepressant sales and secular trends in suicide rates in the Nordic countries.* Br. J. Psychiatry, 2006, 188 : 354–358.
23. Reseland S, Le Noury J, Aldred G, Healy D. National suicide rates 1961-2003 : *further analysis of Nordic data for suicide, autopsies an ill-defined death rates.* Psychother Psychosom, 2008, 77 : 78–82..
24. Rihmer Z, Rutz W, Pihlgren H. *Depression and suicide on Gotland. An intensive study of all suicides before and after a depression-training programme for general practitionners.* J Affect Disord, 1995, 35 : 147-152.
25. Rutz W, von Knorring L, Wålinder J. *Frequency of suicide on Gotland after systematic postgraduate education of general practitioners.* Acta Psychiatr Scand, 1989, 80 : 151-154
26. Sokolowski M, Wasserman J, Wasserman D. *Genome-wide association studies of suicidal behaviors* : A review. Eur Neuropsychopharmacol. 2014 Aug 19. pii : S0924-977X (14) 00237-5. doi : 10.1016/j.euroneuro.2014.08.006
27. Upanne M., Hakanen J, Rautava M. *Can Suicide Be Prevented? The Suicide Project in Finland 1992-1996 : Goals, Implementation and Evaluation, 1999.* Disponible sur le site web suivant : http://www.stakes.fi/pdf/mentalhealth/mu161.pdf
28. Upanne M. Professional *Paradigms of Suicide Prevention : Evolving a Conceptual Model.* 2001. Disponible sur le site web suivant : http://www.stakes.fi/pdf/mentalhealth/Tu121.pdf.

29. Upanne M. *Paradigmes, stratégies et prévention du suicide.* In : A Batt-Moillo, A. Jourdain. *Le suicide et sa prévention*. Rennes, Éditions ESPN, 2005 : 209 – 221.
30. Wahlbert K., Makinen M. *Prevention of depression and suicide.* Consensus paper. Luxembourg : European Communities, 2008. 21 pages. Disponible sur le site web suivant : http://www.stakes.fi/pdf/mentalhealth/Prevention_of_depression_and_suicide.pdf.
31. WHO Regional Office for Europe. Suicide prevention in Europe. The WHO European monitoring survey on national suicide prevention programmes and strategies. 2002. Document EUR/02/5034834.
32. Ystgaard M, Hestetun I, Loeb M, Mehlum L. Is there a specific relationship between childhood sexual and physical abuse and repeated suicidal behavior ? Child Abuse & Neglect, 2004, 28 : 863 – 875.

III. Caractéristiques épidémiologiques de la mortalité par suicide en Polynésie française sur la période 2005 - 2010, Laure Yen Kai Sun

1. Introduction

L'objectif principal de l'étude est de décrire les caractéristiques épidémiologiques de la mortalité par suicide en Polynésie française au cours de la période 2005-2010. Les objectifs secondaires sont de comparer les taux de Polynésie française avec ceux de France métropolitaine et des Départements d'Outre-Mer (Dom) en 2005-2010 et d'observer leur évolution de 1984 à 2010.

2. Matériel et méthodes

Matériel

La base des causes de décès en Polynésie française, provenant des certificats de causes de décès. Les causes de décès ont été codées selon la Classification Internationale des Maladies (CIM – 9e et 10e révisions) de l'Organisation Mondiale de la Santé (OMS). Les codes de cette classification correspondant au suicide sont inclus dans le chapitre des causes extérieures de traumatismes et empoisonnements : E950 à E959 pour la CIM-9 ; X60 à X84 pour la CIM-10.

- **Les données démographiques**, provenant des bulletins nos 6 et 7 de l'Etat-Civil en Polynésie française ;
- **Les données de population**, provenant de l'Institut de la Statistique en Polynésie française ;
- **La base des causes de décès et les données de population de France métropolitaine et des Dom**, provenant du Centre d'épidémiologie sur les causes médicales de décès (CépiDc-Inserm, France).

Méthodes

L'analyse descriptive a été réalisée sur l'ensemble des décès de Polynésie française de 1984 à 2010.

Les indicateurs de mortalité utilisés ont été :

- Les effectifs de décès
- La part des décès par suicide dans la mortalité générale (exprimée en %)
- Les taux spécifiques de mortalité par classe d'âge (effectif de décès d'une classe d'âge, rapporté à la population de cette classe d'âge)
- Le taux standardisés de mortalité (TSM) : taux que l'on observerait dans la population étudiée si celle-ci avait la même structure d'âge qu'une population de référence (ici : population mondiale de référence)
- L'indice de surmortalité masculine : rapport du TSM masculin sur le TSM féminin
- Les effectifs de décès survenus avant l'âge de 65 ans (mortalité prématurée)
- Le taux standardisé de mortalité prématurée, qui se calcule de la même façon que le TSM, en utilisant un poids différent pour les classes d'âge
- Les années potentielles de vie perdue (APVP) avant 65 ans (indicateur de mortalité prématurée) : nombre d'années qu'un sujet mort prématurément avant 65 ans n'a pas vécu.

Les taux spécifiques et les TSM présentés pour la période 2005-2010 sont des taux moyens annuels et sont exprimés pour 100 000 habitants.

Les tests statistiques de différences de taux (pour la comparaison des taux standardisés de mortalité entre la Polynésie française, la France métropolitaine et les Dom) ont été interprétés au seuil de significativité de 5 %.

3. Résultats

Au cours de la période 2005-2010 en Polynésie française, 190 suicides ont été recensés au total, soit 32 suicides en moyenne par an. Le taux moyen annuel standardisé de mortalité par suicide était de 11,3 pour 100 000 habitants. Les suicides ont représenté 2,6 % des 1 209 décès survenant en moyenne chaque année.

Surmortalité masculine

Les effectifs et les taux de décès ont été nettement plus élevés chez les hommes : 8 décès par suicide sur 10 ont concerné le sexe masculin (25 hommes pour 7 femmes en moyenne par an). Les suicides ont représenté 3,5 % des décès masculins et 1,4 % des décès féminin. Les TSM étaient respectivement de 17,2/100 000 et de 5,2/100 000. La surmortalité masculine par suicide (3,3) a été donc particulièrement importante (notons que pour l'ensemble des causes de décès, le TSM a été 1,5 fois plus élevé chez les hommes par rapport aux femmes).

Les 15-24 ans les plus touchés

Le suicide a été la 1ère cause de décès chez les jeunes de 15-24 ans. C'est également dans cette classe d'âge que le plus fort taux de suicide a été observé dans la population polynésienne (21,8 pour 100 000 habitants), aussi bien chez les homm es (29,5 pour 100 000 habitants) que chez les femmes (13,9 pour 100 000 habitants) (tableau I).

Tableau I. Effectifs moyens annuels de décès, part et taux de mortalité moyens annuels par suicide, selon la classe d'âge et le sexe, Polynésie française, 2005-2010

Classe d'âge	Deux sexes			Hommes			Femmes			Ratio
	n*	%†	Taux‡	n*	%†	Taux‡	n*	%†	Taux‡	TxH/TxF
0-14 ans	0	0,0	0,0	0	0,0	0,0	0	0,0	0,0	-
15-24 ans	11	25,4	21,8	7	23,8	29,5	3	29,9	13,9	2,1
25-44 ans	14	11,7	17,8	12	14,9	28,6	3	5,7	6,4	4,5
45-64 ans	5	1,5	10,9	4	1,9	16,1	1	0,9	5,2	3,1
65-84 ans	2	0,3	10,7	2	0,5	21,8	0	0,0	0,0	-
85 ans et +	0	0,0	0,0	0	0,0	0,0	0	0,0	0,0	-
Total	**32**	**2,6**	**12,1****	**25**	**3,5**	**18,5****	**7**	**1,4**	**5,5****	

* Effectifs moyens annuels de décès
† % du total des décès de la tranche d'âge
‡ Taux spécifiques par âge de mortalité pour 100 000 habitants
** Taux bruts de mortalité pour 100 000 habitants

Source : Certificats de causes de décès, Direction de la Santé

La pendaison est le mode de suicide le plus fréquent

Le mode de suicide le plus fréquent a été la pendaison (88 % des décès par suicide), chez les hommes comme chez les femmes (respectivement 89 % et 86 %) et quelle que soit la tranche d'âge. Chez les femmes, le 2e mode prépondérant était l'empoisonnement médicamenteux (7 %), suivi des auto-intoxications par pesticides et autres produits chimiques (5 %) et du saut dans le vide (2 %). Chez les hommes, les suicides par pesticides (3 %), médicaments (2 %), solvants et gaz (1 %), arme à feu (1 %) et objet tranchant (1 %) étaient les autres modes de suicides.

Mortalité prématurée (avant l'âge de 65 ans) par suicide

En moyenne par an, 30 décès par suicide ont eu lieu avant l'âge de 65 ans, soit 5,5 % des décès prématurés et un taux standardisé de mortalité prématurée de 11,4/100 000. Chez les hommes, 23 décès prématurés par suicide ont été observés en moyenne par an, soit 6,6 % des décès masculins prématurés et un TSM prématurée de 16,9/100 000. Chez les femmes, 7 décès prématurés par suicide ont été recensés, ce qui correspondait à 3,5 % des décès féminins prématurés et un TSM prématurée de 5,6/100 000.

La surmortalité masculine pour les décès par suicide avant l'âge de 65 ans a été importante (3,0).

Les suicides ont été la 5e cause de mortalité prématurée, après les décès prématurés par cancer du poumon (TSM prématurée de 16,8/100 000), par maladie cérébrovasculaire (12,9/100 000), par accident de transport (12,6/100 000) et par infarctus du myocarde (12,0/100 000).

Années potentielles de vie perdue (APVP) par suicide avant l'âge de 65 ans

Le total annuel des APVP avant 65 ans, toutes causes confondues, a été de 9 833 pour la période 2005-2010 en Polynésie française. Les suicides ont représenté à eux seuls 1 012 APVP, soit 10,3 % du total des APVP. Ils ont été la 2e cause la plus importante des APVP, après les accidents de transport (11,2 % des APVP). Les trois quarts des APVP par suicide (773 APVP) étaient attribués aux hommes.

Comparaison avec la France métropolitaine et les Dom

À structure d'âge égale, il n'y avait pas de différence significative entre les taux de décès par suicide en Polynésie française et ceux de France métropolitaine et des Dom, à l'exception de la Martinique où le taux de mortalité par suicide, tous sexes confondus, a été significativement inférieur à celui de la Polynésie française (tableau II).

Tableau II. Comparaison des taux standardisés de mortalité par suicide en Polynésie française, France métropolitaine et départements d'Outre-Mer, période 2005-2010

	Taux de mortalité standardisés sur la population mondiale (/100 000		
	Deux sexes	Hommes	Femmes
Polynésie française	11,3	17,2	5,2
France métropolitaine	12,0	18,5	6,1
Guadeloupe	8,3	13,6	4,0
Martinique	6,4*	11,8	1,9
Guyane	8,4	11,8	5,3
Réunion	10,0	16,7	4,0

* Différence significative avec taux de Polynésie française (p<0,04)

Source : Certificats de causes de décès, Direction de la Santé

Évolution dans le temps (1984-2010)

La tendance du TSM par suicide est à la hausse entre 1984 et 2010, en particulier chez les hommes (Figure 1).

Figure 1. Taux standardisés* de mortalité par suicide selon le sexe et l'année, Polynésie française, 1984-2010

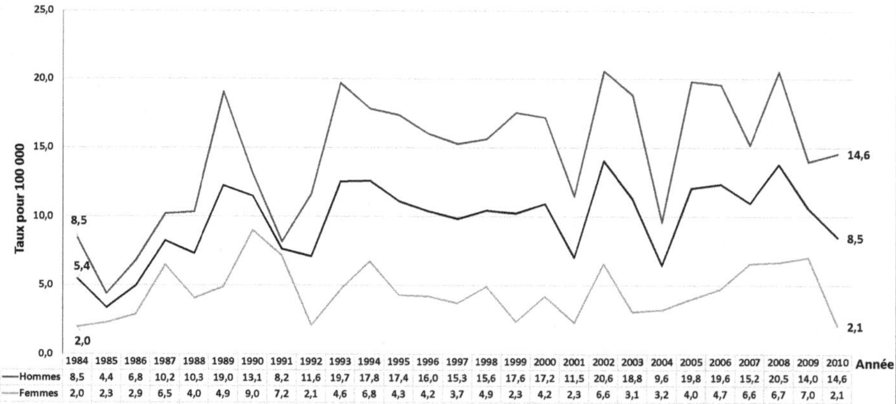

Année	1984	1985	1986	1987	1988	1989	1990	1991	1992	1993	1994	1995	1996	1997	1998	1999	2000	2001	2002	2003	2004	2005	2006	2007	2008	2009	2010
Hommes	8,5	4,4	6,8	10,2	10,3	19,0	13,1	8,2	11,6	19,7	17,8	17,4	16,0	15,3	15,6	17,6	17,2	11,5	20,6	18,8	9,6	19,8	19,6	15,2	20,5	14,0	14,6
Femmes	2,0	2,3	2,9	6,5	4,0	4,9	9,0	7,2	2,1	4,6	6,8	4,3	4,2	3,7	4,9	2,3	4,2	2,3	6,6	3,1	3,2	4,0	4,7	6,6	6,7	7,0	2,1
Total	5,4	3,4	4,9	8,3	7,3	12,2	11,5	7,6	7,1	12,5	12,6	11,1	10,4	9,8	10,4	10,2	10,9	7,0	14,0	11,3	6,5	12,1	12,3	11,0	13,8	10,6	8,5

** Taux standardisés sur la population mondiale, pour 100 000 habitants*
Source : Certificats de causes de décès, Direction de la Santé

4. Discussion

Des biais potentiels existent au niveau des données de mortalité : biais de codification, mais surtout biais au niveau de la certification médicale (les causes de décès déclarées comme des *« morts violentes indéterminées quant à l'intention »* ou des *« causes inconnues de décès »* peuvent conduire à une sous-évaluation des effectifs de suicides). Cela pose le problème de la qualité de la certification médicale des causes de décès, sachant que de nombreuses îles de Polynésie ne sont pas pourvues de personnel médical, ni même de personnel paramédical. Or la qualité et la précision de la certification médicale détermine la fiabilité des données finales de mortalité par cause. La sensibilisation des médecins sur ce sujet est donc essentielle, de même que la formation des personnels paramédicaux en partance pour les îles.

Les données de mortalité par suicide montrent l'importance de cette problématique de santé publique en Polynésie française. Le suicide est, en effet, une cause de décès évitable par des actions de prévention. Il est important de souligner ici la nécessité d'une surveillance continue du phénomène du suicide en Polynésie française; les données de mortalité devraient être complétées d'information sur les tentatives de suicide. Des actions spécifiques de prévention et de prise en charge des tentatives de suicide devraient être orientées envers les adolescents et les jeunes adultes.

IV. Enquête START sur les suicides et les tentatives de suicide en Polynésie française, Stéphane Amadéo, Aurélia Malogne, Moerani Rereao, Patrick Favro, Lam Gnoc Nguyen, Louis Jehel

1. Bases du projet START

Tahiti, Bora Bora et plus largement le continent bleu du Pacifique insulaire sont souvent considérés dans l'imaginaire des Occidentaux, et des Français en particulier, comme un Paradis. Cet inconscient collectif d'Eden a été créé par les récits des premiers navigateurs européens (Cook, Bougainville) ayant rencontré ces îles sublimes peuplées d'une population accueillante. Cette mythologie, renforcée plus tard par des écrivains voyageurs (Segalen, Stevenson…), rend difficile l'étude de la problématique suicidaire dans cette région, souvent niée ou minimisée tant par l'extérieur que par les populations autochtones elles-mêmes qui en font parfois un phénomène purement importé.

Seulement deux thèses de médecine (Boyer, 2000; Garcia, 2006) ont étudié ce phénomène, alors que le Bureau de Veille Sanitaire (BVS) de la Direction de la Santé de Polynésie française montre une augmentation constante des conduites suicidaires ces dernières années. Le taux de mortalité moyen est passé en effet de 9.7/100 000 pour la période 1999-2001, à 11.2 pour la période 2002-2004, à 12.6 pour la période 2005-2007 et 12.2 pour la période 2008-2010, avec un pic jamais atteint de 17/100 000 en 2008. Pour les tentatives de suicide, le taux est passé de 59/100 000 sur la période 1998 à 2008 à 110/100 000 entre 2008 et 2010.

Devant le manque de données fiables dans la région, l'OMS a tenu en 2005 une réunion régionale à Manille afin de faire un état des lieux concernant le problème du suicide dans le Pacifique occidental. En réponse aux recommandations formulées lors de cette réunion, un programme d'étude épidémiologique et de prévention appelé *«Conduites Suicidaires dans les*

Territoires à Risque» (START) a été lancé sous la coordination de l'Institut Australien pour la Recherche et la Prévention du Suicide (AISRAP), Centre collaborateur de l'OMS pour la recherche et la formation en prévention du suicide. L'étude START comporte quatre volets (De Leo et al, 2009). La première composante vise à établir des systèmes d'enregistrement fiables pour les comportements suicidaires mortels et non mortels; le deuxième volet consiste en une intervention randomisée comparant une intervention brève et des contacts (BIC) au traitement habituel (TAU); le composant trois est une étude d'autopsie psychologique avec des entretiens des proches parents des personnes qui sont décédées de suicide; le composant quatre concerne le suivi longitudinal des tentatives de suicide médicalement graves (personnes qui utilisent des méthodes de suicide à potentiel élevé de létalité). Le présent chapitre porte sur les résultats des premier et troisième composants de l'étude réalisée en Polynésie française.

Cette enquête multicentrique a demandé durant la période 2005-2011 un long effort pour aboutir, avec de multiples étapes difficiles à franchir dans le contexte de la Polynésie française.

La première étape consistait en l'élaboration et l'adaptation du protocole de l'enquête (questionnaires, méthodologie des entretiens et rappels) lors d'un atelier de travail qui s'est tenu à l'Institut Australien de Prévention du Suicide de Brisbane en 2006, en présence d'experts et des coordinateurs de l'étude de la région Asie/Pacifique. Ce travail a permis d'intégrer des aspects socioculturels spécifiques à la Polynésie dans le recueil de données et le protocole de rappels des suicidants. Le questionnaire a été traduit en français, puis en tahitien et retraduit en anglais pour vérification, et validé dans une étude pilote sur une vingtaine de patients grâce à un médecin qui a effectué sa thèse de doctorat de Médecine sur le sujet (Guillaume Garcia) et deux étudiantes en Master de Psychologie (Moerani Rereao et Aurélia Malogne).

La deuxième étape consistait à soumettre et faire accepter l'enquête par le service d'Urgence du CHT, le comité d'éthique de Polynésie française et les autorités sanitaires, et rechercher des financements. J'ai organisé des conférences et des réunions de travail en invitant en Polynésie un des experts internationaux de l'enquête, le Pr José Bertolote (OMS, Genève). Ceci a conduit à l'acceptation de l'enquête en Polynésie par le Comité d'éthique et l'obtention de crédits de recherche par l'EPAP (Établissement pour la prévention placé sous l'autorité du Ministère de la Santé).

La troisième étape a été la réalisation de l'enquête proprement dite qui a débuté en 2008 et s'est achevée, pour la partie épidémiologique (557 patients), fin 2010. L'étude du dispositif de prévention par suivis téléphoniques s'est achevée en juin 2012. Il s'agit de l'étude la plus complète réalisée sur ce sujet en Polynésie ; par certains aspects originaux, elle n'a pas d'équivalent en France métropolitaine. Cette enquête m'a conduit à encadrer une dizaine d'étudiants en Master de psychologie et d'une étudiante de sociologie qui a effectué une partie de son doctorat sous ma codirection de thèse avec le Professeur Serge Tcherkezoff de Marseille (Melle Yasmina Taerea). Ces travaux ont fait l'objet d'autant de mémoires. Des communications scientifiques ont été régulièrement présentées aux différents stades de cette étude, lors de l'élaboration du protocole en France (2007), puis lors de sa réalisation à l'étranger (2008, 2009 et 2010) dans des congrès nationaux ou internationaux.

La dernière étape de cette enquête START a consisté à organiser en mai 2011 le premier colloque international de psychiatrie de Polynésie française sur la prévention du suicide, des addictions et des maladies psychiatriques. Il avait pour but de présenter les premiers résultats de l'enquête START en Polynésie française et dans le Pacifique, et de discuter des stratégies de prévention du suicide. Ce congrès a rassemblé plus d'une vingtaine de conférenciers venus de France, du Canada, d'Italie, de Suisse, du Maroc, d'Australie, de Nouvelle Zélande, des Tonga et près de 200 participants, avec publication d'un rapport et d'un livre du colloque sous ma direction et celle du Pr Louis Jehel.

À partir des données de l'enquête, nous tenterons d'analyser quels types d'études épidémiologiques complémentaires seraient souhaitables dans le futur afin de mettre en œuvre les stratégies de prévention du suicide les plus pertinentes pour la Polynésie française, en particulier au niveau du suivi des suicidants (population la plus à risque), avec un dispositif adapté au contexte socio-culturel de la Polynésie française, et du Pacifique insulaire.

L'équipe de recherche START était composée d'un psychiatre (SA), trois psychologues (MR, AM, PF), une doctorante en anthropologie (YT) et d'étudiants en psychologie. Le comité d'éthique de Polynésie française a approuvé la recherche (CEPF, avis n° 29 du 11.01.2007) et une subvention de l'EPAP (organisme gouvernemental) a permis la réalisation de l'étude du 1er Janvier 2008 au 31 décembre 2010. Le composant 2 a été poursuivi jusqu'au 30 Juin 2012, compte tenu des 18 mois requis pour le suivi des patients. Les résultats de ce deuxième volet de l'enquête sont soumis à publication dans une revue scientifique (Amadéo et al, soumis).

2. Recrutement

Concernant les suicides, nous avons collecté deux types de données. Premièrement, nous avons utilisé les données du BVS de la Direction de la Santé sur la période 1992 – 2010, (qui proviennent des certificats de décès établis par les médecins). Ces certificats, initialement traités par le BVS, sont transmis depuis 2006 au Centre d'épidémiologie sur les causes médicales de décès (CépiDc, Inserm, Lyon, France). Deuxièmement, nous avons pu obtenir de la part du Procureur de la République, l'agrément pour effectuer au Tribunal des autopsies psychologiques à partir des enquêtes de police judiciaire (n = 44) réalisées entre 2008 à 2010. Ces enquêtes comportent l'interrogatoire de 5 à 10 personnes de l'entourage par la gendarmerie et pemettent de connaître précisément les circonstances du décès. Puis des entretiens directs ont été réalisés avec des personnes de l'entourage des suicidés dans un délai compris entre 2 et 12 mois après le décès afin de connaître la personnalité du défunt, les facteurs ayant conduit au suicide (communication ou pas de l'intention et réaction de l'entourage) et repérer d'après les témoignages une éventuelle pathologie psychiatrique à l'aide d'un questionnaire spécifique. Cette deuxième partie n'a pu être réalisée que pour 5 sujets. Nous avons comparé ces données à celles du Bureau de Veille Sanitaire (BVS).

Concernant les tentatives de suicide, nous avons recueilli de façon systématique, sur une période de trois ans (2008-2010), les informations pour toutes les personnes admises au Service des Urgences du Centre Hospitalier de Polynésie Française (CHPF) après une tentative de suicide. Cet événement a été défini comme *« un comportement suicidaire non mortel »* par le Comité directeur de l'OMS de l'étude multi site sur le comportement suicidaire (De Leo et al, 2006) ; cette définition implique tous les comportements ayant entraînés des lésions auto-infligées, avec la présence on non d'une intention suicidaire exprimée lors de l'acte.

3. Instruments

Les questionnaires d'enquête utilisés ont été traduits en français et en tahitien, puis de nouveau traduits en anglais et testés chez 20 participants recrutés dans le service des urgences du Centre Hospitalier de Polynésie Française. Le protocole utilisé dans l'étude START était le même que celui utilisé dans l'étude de l'OMS Intervention de Prévention du Suicide-Multisite (SUPRE-MISS). Le questionnaire de base de 6 pages sur les tentatives de suicide du premier volet ainsi que la batterie d'évaluation de 42 pages du deuxième volet ont été en grande partie basés sur l'European Parasuicide Suicide Interview Schedule (EPSIS) (Kerkhoff et al, 1999) utilisés dans l'étude de l'OMS/EURO multisite sur le comportement suicidaire (Schimdtke et al, 1996). Ils couvrent des données socio-démographiques, des informations sur la tentative de suicide actuelle, une série de variables relatives à l'information clinique (par exemple l'état de santé physique et mentale, les expériences traumatisantes, la consommation d'alcool et de drogues) et comprenait plusieurs échelles d'autoévaluation.

4. *Analyse des données*

La saisie, le nettoyage et la vérification des données ont été menés sous la direction de l'investigateur principal psychiatre (SA), par des psychologues cliniciens (MR, AM) et revérifiés par un épidémiologiste (LN). Les données spécifiques du site ont été envoyées à l'Institut Australien pour la Recherche et la Prévention du Suicide (AISRAP) à Brisbane pour être incluses dans la base de données commune à tous les autres sites participants de l'étude START. L'analyse statistique locale a été réalisée sur la version 6.04 dfr d'avril 2001 du logiciel Epi-info (LN).

5. *Résultats*

Suicides

Le **tableau 1** donne les différences retrouvées entre les données issues de START et celles de la Direction de la Santé (BVS). Les données collectées de 1993 à 2011 figurent dans le **graphe 1** pour le nombre des suicides en Polynésie française (pour le graphe des taux, se référer au chapitre précédent). Les hommes sont en bleu, les femmes en rouge et l'ensemble en jaune.

Tableau 1 : Caractéristiques principales des personnes décédées de suicide et des modalités du geste	**START (autopsies psychologiques) n = 44 (2008-2010)**	**Direction de la Santé (certificats de décés) n = 314 (1999-2008)**
Sexe - Hommes - Femmes	 37 (84.0%) 7 (16.0%)	 248 (79.8%) 66 (20.2%)
Âge moyen	32 (16 – 72)	32.4 (16 – 73)
Lieu - Tahiti - Autre	 27 (61.4%) 17 (38.6%)	 18 (52.9%) 16 (47.1%)
Méthodes - X64 (intoxication) - X70 (pendaison) - X72 (arme) - X80 (saut)	 1 (2.2%) 40 (91.0%) 1 (2.2%) 2 (4.4%)	 17 (06.85%) 248 (86.05%) 40 (1.4%) 30 (1.05%)
Histoire psychiatrique ou suicidaire - Trouble psychiatrique - Antécédent de tentative de suicide - Sans antécédent psychiatrique ou de tentative de suicide - Communication intention (n=33)	 34 (77.7%) 7 (15.9%) 3 (6.8%) 26 (78.8%)	Inconnu

Nombres et taux

Il montre une augmentation régulière du nombre de suicides, compris entre 18 et 38 par an, avec de fortes variations selon les années : deux creux en 2001 et 2004, une ascension en 1995 et trois pics en 2002, 2005 et 2008. Les taux de suicide varient entre 7 et 17/100 000 pour l'ensemble. Nous constatons ainsi qu'en 2008, le nombre de personnes décédées par suicide établi d'après les certificats de décès est sous-évalué d'environ 20 % par rapport aux chiffres que nous avons obtenu par l'enquête START. On retrouve ainsi 46 décès par suicide dans l'enquête START contre 38 au BVS de la Direction de la Santé. Il n'est pas noté de différences pour 2009 et 2010. Après une décroissance de 2008 à 2010, on observe une légère remontée en 2011.

Graphe 1 : nombre des suicides en Polynésie française de 1993 à 2011

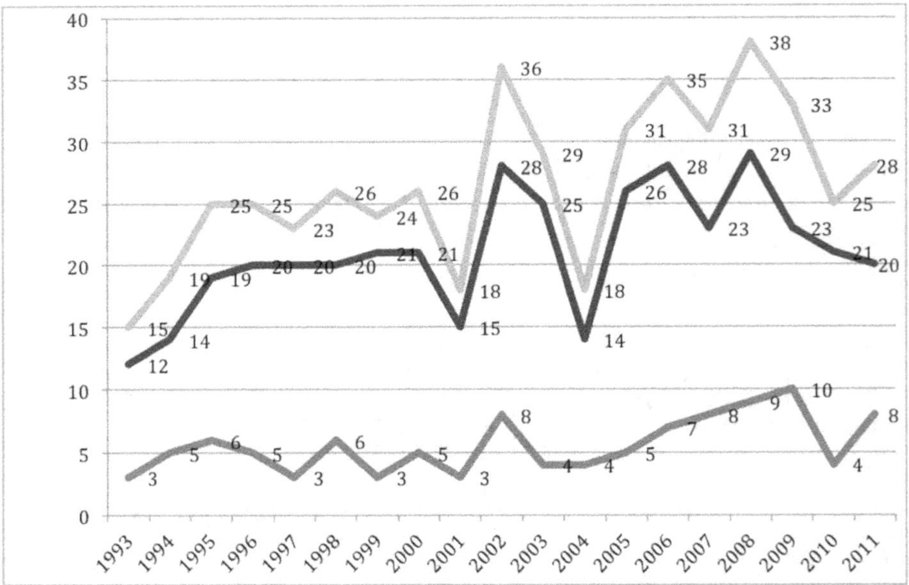

Sexe et âge

Des différences sont observées sur le sexe ratio avec 5,3 fois plus d'hommes que de femmes dans START contre 3,7 selon les chiffres de la Direction de la Santé. L'âge moyen est de 32 ans dans les 2 sources. Les taux les plus élevés sont retrouvés chez les hommes de 25 à 34 ans (42.1/100 000), et les plus bas chez les femmes de 45-54 ans et de plus de 65 ans (aucun décès) pour la période 2005-2008 (BVS).

Méthode et lieux de réalisation des suicides

Dans START, la méthode la plus utilisée était la pendaison (91 %) suivie par les armes (4.4 %), puis les intoxications et les sauts (2.2 %). Dans le BVS, la pendaison (86 %) est également la méthode la plus fréquente, suivie par les intoxications (6.8 %) les armes (1.4 %) et les sauts dans le vide (1 %). Le lieu géographique principal des suicides est l'île de Tahiti (61 % dans START vs 52.9 % dans BVS).

Troubles psychiatriques

La description minutieuse des cas de suicide réalisée par les officiers de police judiciaire permet de mettre en évidence l'existence de troubles psychiatriques dans plus de 90 % des cas et d'antécédents de tentative de suicide dans plus de 15 % des cas.

Tentatives de suicide

Les **tableau 2a et 2b** résument les principales caractéristiques socio-démographiques des 557 sujets comparés à la population générale (PG) de la Polynésie française (selon le recensement de l'Institut de la statistique de la Polynésie française (Institut de la Statistique de Polynésie Française, ISPF 2012) et le **tableau 3** les caractéristiques du comportement suicidaire.

Tableau 2a : Caractéristiques socio-démographiques de la population de suicidants START comparée à celle de la population générale

	Start Total n	Start Total %	Start Hom. n	Start Hom. %	Start Fem. n	Start Fem. %	Pop. Gen. n	Pop. Gen. %	Pop. Gen. Hom. n	Pop. Gen. Hom. %	Pop. Gen. Fem. n	Pop. Gen. Fem. %	Statisti-ques p-value
Sex	554	"	173	0,31	381	0,69	268207	"	136996	0,51	131211	0,49	
Statut Marital (> 15 ans)	554		173		381		205808		77223		74821		<10-6*
Célibataire	174	0,31	59	0,34	115	0,30	123468	0,28	65962	0,25	57506	0,23	0.001*
Marié/Concubin	327	0,59	94	0,54	230	0,60	132680	0,65	64386	0,46	68294	0,69	0.008*
Veuf	4	0,01	1	0,01	3	0,01	7614	0,04	1884	0,01	5730	0,06	0.0002*
Divorcé	32	0,06	9	0,05	23	0,06	3342	0,02	1438	0,01	1904	0,02	<10-6
Inconnu	17	0,03	11	0,06	9	0,02	0	0	0	0	0	0	
Éducation (> 15 ans)	456		149		335		202825		77223		74821		<10-6*
Aucune	10	0.02	4	0,02	5	0,01	62927	0,31	35849	0,26	27078	0,27	<10-6*
Primaire	40	0,09	17	0,10	23	0,06	21915	0,11	10702	0,08	11213	0,11	0.007*

	Start Total n	Start Total %	Start Hom. n	Start Hom. %	Start Fem. n	Start Fem. %	Pop. Gen. n	Pop. Gen. %	Pop. Gen. Hom. n	Pop. Gen. Hom. %	Pop. Gen. Fem. n	Pop. Gen. Fem. %	Statisti-ques p-value
Secondaire	271	0,59	83	0,48	187	0,49	63379	0,31	31836	0,23	31543	0,32	<10-8*
Supérieur/ Université	135	0,30	36	0,21	102	0,27	54604	0,27	24989	0,18	29608	0,11	0.15
Emploi (> 15 ans)	311		106		202		89402		51698		37704		<10-6*
Avocat, manager, officier	29	0,09	12	0,07	17	0,04	7426	0,08	4552	0,09	2874	0,08	
Profession libérale, santé, art, science	41	0,13	7	0,04	34	0,09	961	0,01	617	0,01	344	0,01	
Technicien ou assistant	42	0,14	18	0,10	24	0,06	1614	0,02	1382	0,03	232	0,01	
Secrétaire, agent, vendeur, femme de ménage, employé	125	0,40	23	0,13	122	0,32	38666	0,43	14056	0,27	23610	0,63	
Agriculteur, pêcheur	37	0,12	26	0,70	11	0,03	5049	0,06	3875	0,07	1174	0,03	
Artisan ou commerçant	20	0,06	10	0,06	10	0,03	9320	0,10	5601	0,11	3719	0,20	
Machiniste, chauffeur, ouvrier	9	0,03	9	0,05	0	0	22747	0,25	18419	0,36	4328	0,11	
Forces armées et Police	8	0,02	6	0,03	2	0,04	3619	0,04	3196	0,06	423	0,01	
Statut professionel (> 15 ans)	554						160603						<10-6*
Plein temps et temps partiel	258	0,46	88	0,34	169	0,65	80358	0,50					
Employé occasionel ou arrêt maladie	31	0,05	13	0,42	18	0,59	9044	0,11					
Chomeur	103	0,18	33	0,32	70	0,68	24907	2,75	13798	0,55	11109	0,45	0.051
Etudiant	74	0,13	16	0,22	58	0,78	18739	0,75					
Handicapé, invalide, malade chronique	1	0,002	0	0	1	1	-						
Retraité	7	0,01	2	0,28	5	0,71	27555	0,17					
Au foyer	28	0,61	2	0,07	26	0,93	-						
Inconnu	52	0,10	17	0,31	38	0,69	-						

Tableau 2b : Statut marital de la population de suicidants START comparé à celui de la population générale (Chi2 et Odd Ratio)

P et Chi2	Homme Start vs Homme Population Générale	Femme Start vs Femme Population Générale	Homme Start vs Homme Population Générale	Femme Start vs Femme Population Générale
	Statistique p-value	Statistique p-value	Statistique Chi 2 ; 1 df	Statistique Chi 2 ; 1 df
Statut Marital (> 15 ans)	**173**	**381**	**7.74**	**11.87**
Célibataire	0.005	0.0006		
Marié/Concubin	0.04	0.0005		
Veuf	0.57	0.0003		
Divorcé	<10-6	<10-6		
Odd Ratio et Intervalle de Confiance	Start Population	General Population		
	Homme	Homme		
Célibataire	OR= 1.56	CI : 1.13-2.76		

Tableau 3 : Caractéristiques du comportement suicidaire de la population de suicidants START

Caractéristiques des tentatives de suicide	Nombre total	Fréquence %
Méthode		
X60 Médicaments (analgésiques, antipyrétiques.)	97	17.4
X61 Médicaments (psychotropes)	203	36.5
X62-64 Autres médicaments	56	10.1
X65-69 Alcool, Solvants, hydrocarbures, gaz, pesticides, chimiques	36	6.5
X70 Pendaison	88	15.8
X71-77 Arme à feu, noyade, arme à feu, explosif, feu, vapeurs	7	1.4
X78-79 & 80-84 Objet tranchant, contendant, saut, véhicule, autre	68	12.2
Inconnu	1	0.2
Zone géographique		
Urbaine	364	65.7
Non urbaine/Rurale	104	19.8
Inconnu	77	13.9

Caractéristiques des tentatives de suicide	Nombre total	Fréquence %
Lieu de réalisation		
Domicile	429	79
Lieu du travail	10	1.8
Lieu public	24	4.4
Autre	16	2.9
Inconnu	66	12
Antécédent de TS avant l'inclusion (selon le nombre)	298	53.6
1-3 TS	249	44.8
4-20 TS	49	8.8
Inconnu	19	3.4
Motif		
Problème avec partenaire	376	67.5
Problème avec parents	186	33.4
Problème avec enfants	61	11
Problème avec relations soc.	74	13.3
Maladies/handicap somatique	49	8.8
Maladie mentale/symptômes psychiatriques	131	23.5
Chômage	60	10.8
Addiction (alcool, drogues)	82	14.7
Problème judiciaire	28	5
Problème financier	60	10.8
Antécédent maltraitance physique	79	14.2
Antécédent maltraitance psychique	87	15.6
Antécédent agression sexuelle	86	15.5
Autre	106	19.1
Conséquences physiques / danger de mort du geste suicidaire		
Aucun dommage physique et pas besoin de soins médicaux	140	25.2
Requiert des soins médicaux/chirurgicaux mais sans danger de	276	49.6
mort	75	13.5
Requiert des soins médicaux/chirurgicaux avec danger de mort	2	0.4
Ne s'applique pas	63	11.3
Inconnu		
Échelle de sévérité du geste suicidaire		
Faible	79	42.0
Moyenne	78	41.5
Sévère	31	16.5
Parcours de soin du patient		
Sortie directe du service	74	13.4
Sortie du service après observation	83	15.1
Transféré des Urgences vers autre service médical/chirurgical	59	10.7
Transféré dans Service psychiatrique	282	51.2
Ne s'applique pas	10	1.8
Inconnu	43	7.8

Caractéristiques des tentatives de suicide	Nombre total	Fréquence %
Contact le plus récent avec le service de santé		
Médecin généraliste	122	22.2
Hôpital	90	16.4
Clinique ou dispensaire	18	3.3
Autre	78	14.2
Ne s'applique pas	29	5.3
Inconnu	213	38.7

Nombres et taux

La comparaison avec le registre manuscrit des admissions aux urgences pour tentatives de suicide révèle qu'une quarantaine de sujets n'a pas été inclus, très probablement faute de temps de personnel soignant disponible pour remplir les questionnaires. Avec un nombre annuel moyen de 200 tentatives de suicide, le taux annuel moyen est de 74/100 000 tentatives de suicide pour le CHPF. Si on veut estimer le nombre annuel de tentatives de suicide pour l'ensemble de la Polynésie française, il convient de rajouter une vingtaine de cas/an pour chacun des 4 autres hôpitaux périphériques (sans compter les autres structures sanitaires des 76 petites îles habitées), soit un taux estimé d'environ 104/100 000 par an.

Sexe et Âge

Le sex-ratio est de 2,2 femmes pour 1 homme alors qu'il est de 0,96 dans la population générale. L'âge moyen des suicidants est de 30 ans.

Statut marital, éducation et profession

Les deux groupes, START (suicidants) et Population générale sont globalement différents pour la plupart des caractéristiques socio-démographiques utilisées.

Les sujets célibataires qui ont une conduite suicidaire (31 % dans l'échantillon START) ne sont que légèrement plus représentés par rapport à la population générale (28 %), mais cette différence est statistiquement significative. Il y a significativement moins de mariés/concubins globalement chez les suicidants du groupe START (59 %) que dans la population générale (65 %)., mais selon le sexe, plus chez les hommes et moins chez les femmes. Il y a significativement moins de veufs chez les suicidants du groupe hommes et femmes START que dans la population générale (1 % chez les suicidaires contre 4 % dans la population générale). Enfin, Il y a significativement plus de divorcés chez les suicidants (0.06 %) du groupe START que dans la population générale (0.02 %).

Les personnes ayant 8 années de scolarité (primaire et secondaire) sont les plus représentées dans START (55 %), comme dans la population générale. À noter que 30 % de personnes ont atteint un niveau d'enseignement supérieur ou l'université, similaire à la population générale (27 %), mais la proportion de femmes dans le groupe START (27 %) est plus élevée que dans la population générale (11 %). Concernant les professions, les agents de service, vendeurs, policiers sont les plus représentées (10.8 %), et pour le statut professionnel, les personnes employées à temps plein (38.2 %), puis les sans emploi (18.5 %). Les sans emploi sont plus nombreux chez les suicidants que dans la population générale (11.7 % pour l'ISPF) mais d'autres sources indiquent un taux de chômage plus élevé dans la population générale (autour de 29 %).

Lieu de naissance, de résidence et de réalisation du passage à l'acte

Les lieux de naissance des suicidants dans START comparés au recensement de la population 2012 (START vs ISPF) sont les suivants : Tahiti (67.1 % vs 68.6 %), Polynésie hors Tahiti (13.6 % vs 31.4 %), France métropolitaine et DOM (14.4 % vs 9.3 %), Nouvelle-Calédonie (1.7 % vs 9.9 %) et Étranger (2.4 % vs 2 %). La zone urbaine est la zone la plus touchée par les tentatives de suicide (65.7 %), avec par ordre décroissant les zones urbaines suivantes (taux/100 000 habitants dans les lieux de résidence – lieux de réalisation) : Papeete (365–308), Mahina (285–234), Punaauia (280–235), Faaa (260-210), Arue (240-220). Notons également que les sujets commettent le plus souvent leur tentative de suicide à leur domicile (79 %), plus rarement sur leur lieu de travail (1,8 %).

Méthodes utilisées lors du passage à l'acte suicidaire

La méthode la plus fréquente est l'intoxication médicamenteuse volontaire ou IMV (64 %), puis la pendaison (15.8 %), et les solvants, pesticides (6.5 %). Les hommes utilisent plus souvent la pendaison que les femmes (27.8 % vs 10.4 %).

Les indications sur les mois, jours et heures (tableaux non figurés)

Le mois le plus propice aux tentatives de suicide est le mois de septembre, le jour le plus fréquent des tentatives de suicide est le dimanche puis le vendredi. Prés de 80 % des patients réalisent leur tentatives de suicide dans la journée et en début de soirée, entre 8h00 et 21h00.

Antécédents de tentatives de suicide et sévérité

La majorité des patients hospitalisés a déjà fait des tentatives de suicide auparavant (53.6 %) : 25,7 % a déjà fait une tentative et 27,9 % deux ou plusieurs tentatives précédentes. De même, la majorité des gestes suicidaires

(63.1 %) nécessite des soins médicaux ou chirurgicaux et le risque létal (danger de mort entraîné par le passage à l'acte), est avéré pour 13.5 % des tentatives.

Motifs des tentatives de suicide

Selon les patients, le motif principal du passage à l'acte suicidaire est un problème de couple (67.5 %) suivi d'un problème familial (44.4 %), des troubles psychiatriques et addictifs (38.2 %), et de psychotraumatismes divers tels que maltraitance physique et psychique (29.8 %) et agression sexuelle (15.5 %). Plusieurs motifs peuvent être retrouvés pour une même tentative de suicide.

Parcours de soin du patient

Plus de 50 % des patients admis aux Urgences du Centre hospitalier après tentative de suicide sont transférés en psychiatrie, prés de 80 % acceptent une consultation psychiatrique mais seulement 1.8 % sont adressés à un psychiatre libéral

Troubles psychiatriques

Le tableau 4 indique les diagnostics principaux et secondaires retrouvés chez les patients.

Tableau 4	Diagnostics psychiatriques principaux (n=557)		Diagnostics psychiatriques associés (n=557)	
TROUBLES PSYCHIATRIQUES	**Nombre**	**Fréquence (%)**	**Nombre**	**Fréquence (%)**
F10 – F12 Troubles addictifs	13	12.5	33	6.6
F20-F22-F23-F25 Troubles psychotiques	21	3.8	5	1
F30 Troubles de l'humeur	201	43.3	18	3.4
F40 Troubles anxieux et phobiques	23	3.3	28	4.6
F43 Troubles réactionnels anxio-dépressifs	54	10.8	5	1
F60 Troubles de la personnalité	95	17.2	48	9.6
F13-F19-F42-F48-F50-F91-F98 Autres	6	1.2	1	0.2
Inconnu	46	8.3	50	10
Sans diagnostic	71	14.2	369	73.8

Un diagnostic principal est noté chez 77.5 % des sujets. Dans l'ordre décroissant de fréquence, on retrouve les troubles de l'humeur (43.3 %), les troubles de la personnalité (17.2 %), les troubles addictifs de type alcool/

cannabis (12.5 %), les troubles anxio-dépressifs réactionnels (10.8 %) et les troubles psychotiques (3.8 %). Pour les diagnostics associés, retrouvés dans 44 % des cas, l'ordre était le suivant : les troubles de la personnalité (9.6 %), les troubles addictifs (6.6 %), les troubles anxieux (4.6 %), les troubles de l'humeur (3.4 %) et les troubles réactionnels anxio-dépressifs (1 %).

6. Discussion

Les données brutes exposées au paragraphe précédent seront discutées sous l'angle de la prévention. Le but principal de notre analyse est de contribuer à une réflexion entreprise depuis plusieurs années sur les stratégies de prévention du suicide les plus adaptées à la Polynésie française (Amadéo, 2010a).

Suicides

Les taux de suicide en Polynésie française, considérés comme faibles dans les années 90 (entre 10 et 12/100 000) par rapport aux taux mondiaux (les taux élevés étant au dessus de 14.5/100 000) ont augmenté sensiblement pour atteindre un taux brut de 17/100 000 en 2008. Ils ont dépassé les taux de métropole en 2006 (16/100 000), qui ont eux diminué de 20 % sur 25 ans (Drees, 2009). Le suicide est devenu en 2008 la première cause de décès chez les 15-44 ans en Polynésie française, avant les accidents de la route et les tumeurs. Ce sexe ratio est inversé par rapport à celui des tentatives de suicide. La crise suicidaire létale, concerne donc essentiellement le jeune adulte de sexe masculin (25-44 ans). Du point de vue de la prévention, ce facteur de risque lié à l'âge (et au sexe) doit être connu des équipes soignantes afin de l'intégrer dans leur évaluation du potentiel suicidaire et le suivi. En France métropolitaine, le risque est maximal après 65 ans.

Globalement, les fortes variations observées d'une année à l'autre peuvent être mises en parallèle d'un point de vue socio-économique, avec des évènements qui ont fortement impactés le pays : les attentats de 2001 (avec une chute brutale du tourisme), une instabilité politique chronique depuis 2004 (une dizaine de changements gouvernementaux avec des conséquences importantes sur les questions identitaires et les choix de société) et la crise mondiale de 2008 (avec des pertes d'emploi de + 2 %/an, et des demandeurs d'emploi en augmentation de +10 %/an selon l'IPSPF). En cela, le concept d'anomie de Durkheim conserve toute sa valeur de nos jours et les autorités sanitaires devraient considérer qu'il faut renforcer les moyens de prévention en temps de crise. C'est une des raisons qui a vu l'émergence de centres de prévention du suicide dans les pays qui connaissent une dégradation de leur économie (la Grèce), ou à l'inverse une forte croissance économique comme la Chine ou la Corée du Sud (plus fort taux de suicide de la région Asie/ Pacifique), les taux de suicide augmentant dans les deux cas (dégradation ou croissance économique forte).

Concernant les méthodes utilisées, les intoxications par désherbant (paraquat) ont quasiment disparues entre 2008 et 2010 (START), alors qu'elles représentaient 6 % des suicides entre 1999 et 2003 et 2 % des suicides entre 2004 et 2008 (BVS). Cette forte baisse est le résultat de mesures préventives prises en France puis en Polynésie française en 2007 (dilution du produit actif, addition d'un répulsif malodorant, d'un épaississant et d'un agent émétisant), ce qui montre bien l'efficacité de la prévention par réduction de la facilité d'accès au moyen sur ce produit. Il n'est pas possible d'agir au niveau de la réduction d'accès sur la méthode la plus utilisée (la pendaison), d'autant plus que des autopsies psychologiques ont montré que des suicidés avaient été capables de réaliser des cordes traditionnelles à partir d'écorce d'arbre en quelques minutes (dans des îles isolées). Cependant, ce fait doit alerter l'entourage et les cliniciens en charge des suicidants au niveau individuel sur la dangerosité de ce moyen lorsqu'il est évoqué dans le scénario suicidaire des sujets en crise suicidaire (potentiel élevé de létalité).

Compte tenu des zones géographiques de décès par suicide, les programmes de prévention doivent en priorité se concentrer sur la zone urbaine de Tahiti.

L'intérêt de l'autopsie psychologique est, comme on l'a dit plus haut, d'apporter des informations inexistantes dans les certificats de décès. Un des résultats les plus intéressants est le fait qu'une très forte proportion de sujets a communiqué son intention suicidaire avant le passage à l'acte (78.8 %), ce qui laisse une large part à la prévention par sensibilisation de la population comme des soignants au repérage et à l'évaluation du risque suicidaire. De même, la fréquence des troubles psychiatriques associés au suicide et des antécédents de tentative de suicide (15.9 %) doit conduire à améliorer le dépistage et le suivi des personnes souffrant de troubles psychiatriques et des suicidants.

Tentatives de suicide

Nombre et taux

START permet d'estimer de façon fiable pour l'ensemble de la Polynésie française un nombre moyen de 280 tentatives de suicide par an et un taux annuel de 104/100 000. La première étude sur les tentatives de suicide, réalisée à Tahiti à partir de l'analyse de 1 254 dossiers d'hospitalisation au Service d'urgence du Centre hospitalier de Polynésie française entre 1989 et 1998 (Amadéo et al, 1999), montrait un taux de tentative de suicide annuel estimé sur ces dix années de 59/100 000 habitants avec un taux le plus bas en 1992 (51/100 000) et un taux le plus haut en 1998 (82/100 000). La deuxième étude, réalisée à partir de l'analyse des 201 dossiers d'hospitalisation pour tentatives de suicide lors de l'année 2005 au Service d'urgence du Centre hospitalier de Polynésie française, montrait une augmentation du taux de tentatives de suicide à 77/100 000 pour le CHPF et à 109/100 000 pour l'ensemble de la Polynésie, dont 159/100 000 pour les femmes et 60/100 000 pour les hommes.

Sexe et Âge

La population touchée concerne majoritairement la population féminine (68.4 %) et jeune (30 ans d'âge moyen). Concernant l'âge, il faut prendre en considération le fait que la Polynésie Française est un pays jeune puisque 74 % de la population a moins de 45 ans. En comparant les taux de tentatives de suicide avec les taux de mortalité par suicide, on constate que le rapport tentative de suicide/suicide est chez l'homme de l'ordre de 2 à 4. Chez la femme, il est de 15 à 35 fois supérieur selon l'année considérée. Le nombre moyen de tentatives de suicide est 7 fois supérieur à la mortalité par suicide chez les plus de 15 ans.

Statut marital, éducation et profession

Par rapport à la population générale, la population maritale est sur-représentée dans notre échantillon. Deux éléments pourraient rendre compte de cela : d'une part de très nombreuses tentatives de suicide sont faites dans un contexte de séparation amoureuse et révèlent souvent des liens de dépendance affective avec problématique abandonnique, ce n'est donc pas tant le lien marital qui pose problème que la menace de rupture de ce lien qui est présenté comme la raison principale de la tentative de suicide. Ce n'est donc pas une sur-représentation de personnes vivant en couple mais plutôt de personnes pour qui la fin du couple signifie la fin de la vie tout court et qui renvoie à des problématiques états-limites, très fréquentes dans la clinique des sujets suicidants.

D'autre part, il n'est pas à exclure qu'il y ait une sur-déclaration de vie maritale due tout autant à une incapacité à se représenter et à accepter la rupture qu'à une demande adressée au thérapeute de *« réparer »* le couple.

Cette sur-représentation des personnes en couple dans notre échantillon ne signifie donc pas que le fait de vivre en couple augmente le risque de tentative de suicide par rapport aux personnes qui vivent seules.

Les catégories sociales favorisées sur le plan éducatif (24.2 % dans l'enseignement supérieur ou l'université) et professionnel (12.6 % de professions à haut revenu) sont davantage représentées que dans la population générale. L'accès à la formation universitaire pourrait être vécue comme une déconnexion de son milieu d'origine, comme une sorte d'exclusion ou de déloyauté par rapport à sa famille, son quartier ou encore comme une perte d'identité non compensée par une autre pleinement acceptée.

Les patients recrutés étaient adressés en psychiatrie après leur hospitalisation, ce qui a peut être induit un biais de recrutement : les personnes issues de catégories sociales favorisées sont peut-être plus susceptibles d'une part d'être hospitalisées en urgence après une tentative de suicide et d'autre part de se voir proposer une hospitalisation en psychiatrie et de l'accepter; elles sont probablement plus enclines également à donner leur consentement pour participer à l'enquête. La prévention du suicide doit prioritairement cibler ces populations à risque, selon les catégories sociales. Par exemple un renforcement des lieux d'écoute et de prise en charge des étudiants au sein de l'Université. Les personnes des forces armées (0.7%) sont par contre beaucoup moins fréquemment retrouvées chez les suicidants que dans la population générale (8.7%). Cela suggère que dans l'armée, soit le groupe est peut être plus solidaire et fournit un cadre protecteur, soit que les comportements suicidaires y sont tus ou cachés, soit qu'ils sont pris en charge par d'autres moyens.

Lieu de naissance de résidence et de réalisation du passage à l'acte

Ils suivent la répartition générale de la population pour Tahiti, mais les populations nées hors Tahiti et en Métropole sont sur-représentées, et la Nouvelle Calédonie est sous-représentée. L'immigration (population née hors Polynésie, mais aussi migration inter-îles) peut être un facteur de risque du fait des changements qu'elle entraîne (ruptures des liens familiaux, difficultés matérielles, promiscuité... Les lieux de naissance doivent être confrontés aux lieux de résidence (travail en cours). Ces données sont en faveur de l'intérêt d'implanter un Centre de Prévention du Suicide en zone urbaine.

Méthodes utilisées lors du passage à l'acte suicidaire

L'intoxication médicamenteuse volontaire étant la méthode la plus utilisée, les médecins et l'entourage des sujets suicidaires doivent en tenir compte lors des consultations médicales. Par exemple, encourager les prescriptions de courte durée, les conditionnements avec petites doses, la mise en sécurité des produits, la délivrance par un tiers, des consultations rapprochées comme le préconise la conférence de consensus des experts français (ANAES, 2001) pendant la crise suicidaire et en particulier après une tentative de suicide ou à la sortie de l'hôpital psychiatrique... De plus les médicaments psychotropes représentent 36.5% des intoxications, ce qui doit conduire à réfléchir aux conditions optimales de suivi pour les patients souffrant de troubles psychiatriques.

Antécédents de tentatives de suicide

La majorité des patients présente des antécédents de tentative de suicide (53.6 %). Les personnes qui font de multiples tentatives de suicide souffre souvent de troubles de la personnalité (Borderline, Psychopathique, Histrionique) et nécessite une prise en charge qui peut être compliquée par des attitudes régressives en hospitalisation, et des recours à l'agir systématique venant court-circuiter la prise en charge. Ainsi, en métropole, certaines unités psychiatriques n'autorisent qu'une seule ré-hospitalisation en cas de récidive ; mais le risque de suicide abouti augmente avec le nombre de tentative. D'autres unités proposent quant à elles une facilité de contact téléphonique ou de consultation par la remise d'une carte de crise, ce qui pourrait éviter des ré-hospitalisations en désamorçant le passage à l'acte (Evans et al, 2005). D'autres stratégies ont été mises en œuvre pour améliorer le suivi de ceux et celles qui ont été admis aux urgences après tentatives de suicide, les rappels téléphoniques, la psychoéducation, l'envoi de cartes postales et semblent pouvoir être adaptées en Polynésie française (Amadéo et al, soumis). Soulignons également que 61 % des suicidants déclarent avoir un proche (famille ou amis) qui a fait une tentative de suicide ou s'est suicidé.

Motifs de tentatives de suicide

Les trois grandes catégories de motifs de tentatives de suicide sont les problèmes de couple et familiaux, les troubles psychiatriques et addictifs, et les psychotraumatismes (bien que le diagnostic de d'état de stress post traumatique ne soit pas individualisé dans le regroupement des catégories diagnostiques, les évènements traumatisants comme l'agression sexuelle et les maltraitances sont fréquemment retrouvés).

Se dessinent pour la première catégorie la problématique du lien (rupture ou discontinu), de l'attachement, de la frustration, de l'immaturité affective dans laquelle les facteurs éducatifs et culturels (adoption *fa'a'amu*) et de tempérament/personnalité (impulsivité) ont un rôle important. Des formations spécifiques à la prise en charge de ces problématiques sont à encourager.

Pour ce qui est des troubles psychiatriques et addictifs, ils concernent dans notre enquête la majorité des passages à l'acte comme dans les suicides aboutis. Mais on doit noter que le diagnostic retenu n'a pas forcément fait l'objet d'une évaluation précise faute de temps par le médecin traitant. Cependant ce fait va aussi dans le sens d'une meilleure prise en charge psychiatrique ou psychologique des sujets suicidaires.

Concernant les agressions sexuelles, on peut noter que 15.5 % des sujets déclarent une agression sexuelle dans le questionnaire de base, mais que ce taux monte à 24 % avec la batterie d'évaluation du dispositif de prévention. Cette différence peut s'expliquer par le fait que l'entretien réalisé dans la batterie d'évaluation est plus long, ce qui permet peut-être une meilleure mise en confiance et donc une déclaration plus facile de ces évènements intimes. La fréquence des antécédents d'abus sexuel dans la population de suicidants est plus élevée que dans la population générale estimée à 14% (Cerf, 2009). Dans un sous groupe de sujets pour lesquels l'investigation a été plus poussée, la survenue de la tentative de suicide a eu lieu en moyenne 17 ans après l'agression. Les problèmes de couple réactivent probablement le psychotraumatisme lié à l'agression sexuelle. (Aucun élément de l'enquête ne permet de faire de lien entre les ruptures de couple et les psychotraumas vécus en moyenne 17 ans avant...) Les approches préventives à développer seraient l'éducation à la gestion des relations humaines, à la frustration, le recours à la verbalisation plutôt qu'au passage à l'acte, d'où le rôle des Églises, des associations, des programmes de prévention primaire en santé publique (parentalité, responsabilité...), des techniques de gestion des émotions, le développement de psychothérapies spécifiques telles que thérapies de couple, familiales, thérapies brèves du stress, centrées sur l'estime de soi... Les antécédents d'agression sexuelle étant plus fréquents chez les suicidants que dans la population générale, on peut suggérer d'une part, d'amplifier la prévention des agressions sexuelles, ce qui contribuera à la prévention du suicide. D'autre part, recommander la recherche systématique d'idées de suicide chez les victimes d'agression sexuelle (urgences médico-judiciaires).

La sévérité du geste

La létalité du geste suicidaire est estimée à 13.5% dans le questionnaire de base et, dans la batterie d'évaluation, appréciée par une autre échelle (formulaire de sévérité des blessures auto-infligées), est cotée sévère dans 16.5% des cas. Ceci montre l'intérêt d'un recours à la prise en charge aux Urgences qui a évité 75 décès par suicide en 3 ans.

Les indications sur les jours, mois et heures

Les tentatives de suicide sont les plus nombreuses en septembre, ce qui est peut être lié à des facteurs saisonniers climatiques (changement de saison) ou de rythmes sociaux (rentrée scolaire). Le jour le plus fréquent (dimanche) peut s'interpréter par rapport au rythme social du travail, il pourrait constituer un facteur favorisant soit par le stress engendré par la reprise du travail du lendemain ou par l'arrêt du travail de fin de semaine qui pourrait renvoyer à la solitude des célibataires ou à la réactivation de conflits conjugaux ou familiaux. Le WE élargi (VSD) représente 45.7% des cas. Les heures de passages à l'acte sont concentrées à plus de 80% dans la journée.

Le fait de connaître les jours et les heures les plus fréquents de réalisation des tentatives de suicide peut être exploité dans l'organisation des soins ou dans les dispositifs de veille préventive. Ainsi par exemple, les lignes de crise doivent pouvoir renforcer ou tout au moins rendre opérationnelle leur capacité d'écoute durant les journées et les tranches horaires identifiées comme les plus à risque.

Parcours de soin du patient

La prise en charge des patients montre une forte médicalisation des prises en charge des suicidants, suivant en cela les recommandations nationales des conférences de consensus (Anaes 2001). Les refus de suivi (qui concernent seulement 2.7% des sujets) sont peut-être les sujets les plus à risque de récidive; ceux pour lesquels il faut imaginer un dispositif de veille tels que les rappels téléphoniques et/ou l'envoi de cartes postales (programmes EDGE et ALGOS).

Troubles psychiatriques

La fréquence des troubles de l'humeur associés aux tentatives de suicide en Polynésie incite à renforcer la formation des médecins généralistes, et peut être des spécialistes, à un meilleur repérage et traitement des troubles dépressifs. Les expériences menées en Suède dans l'île de Gotland ont montré l'efficacité de ce type d'action de prévention (Rutz et al, 1989; Rihmer et al, 1995) à condition quelles soient répétées régulièrement. Les thérapies cognitives et comportementales basées sur la pleine conscience auraient une efficacité démontrée dans la prévention des rechutes dépressives et suicidaires. Pour ce qui est de la prévention des rechutes suicidaires dans les troubles de la personnalité borderline, il serait utile de former les soignants aux thérapies qui ont fait la preuve de leur efficacité dans cette indication (psychothérapie de Bateman et Fonagy et thérapie comportementale dialectique de Linehan), qui restent encore très mal connues en Polynésie française. L'évaluation en Polynésie française d'interventions associant la psychoéducation et les rappels téléphoniques proposées dans le dispositif de prévention START semble diminuer les récidives suicidaires quand le dispositif vient en complément d'un suivi spécialisé, et au contraire augmenter le risque de récidive quand le dispositif est utilisé seul (Amadéo et al, soumis). Toujours pour les patients souffrant de troubles de la personnalité Borderline, des essais sont menés à Paris pour évaluer l'intérêt d'une permanence téléphonique tenue par des professionnels (Pham-Scottez, 2010). L'utilisation préventive du téléphone est une des pistes les plus intéressantes pour la Polynésie compte tenu du grand nombre d'îles et de leur éloignement géographique de Tahiti, seule île disposant de psychologues et psychiatres.

Comparaisons avec la France et le Pacifique insulaire et approche anthropoculturelle

Les tableaux 5 et 6 résument les données principales concernant les suicides et leurs préventions dans le Pacifique insulaire, ainsi que pour comparaison les suicides dans les Départements d'Outre Mer français (en grande partie insulaire) et en France métropolitaine à partir de plusieurs sources : START (De Leo et al, 2013), le forum de Séoul, le rapport OMS sur les suicides de 2008, et le CépiDc. Il n'y a pas encore de données disponibles concernant les tentatives de suicide dans la région (en dehors de START). Tous ces pays participent à l'enquête START et la plupart (4/6) ont des taux de suicide au-dessus de la moyenne mondiale des taux de suicide (14,5/100 000).

inclue

Pays	Polynésie Fr.	Nouvelle Calédonie	Fidji	Guam	Tonga	Nouvelle Zélande
Population	273 000	245 000	868 000	157 000	104 000	4 405 000
Espérance de vie (an)	73,8 (H) 81 (F)	71.8 (H) 80.3 (F)	63.7 (H) 72.4 (F)	75.5 (H) 81.3 (F)	77 (H) 81,9 (F)	75.8 (H) 81.9 (F)
Taux de suicide (n/100000)	14.07	14.1	18.5	16.5	8.6	11.7
Sexe (% homme)	81.9	84.4	64.8	70.4	75	76
Ratio homme/ femme	4.5	5.4	1.8	8.1	19.0	3
inclus	29	38.3	34	27	22	24
Année	2008	2007	2011	2011	2010	2007

inclues

Sexe	Réunion	Martinique	Guadeloupe	Guyane	France Métropolitaine
Hommes	21.6	10.4	14.9	13.6	25.5
Femmes	3.1	3.3	5.1	4.5	8.4
Total	12.1	6.6	9.7	9.0	16.7

France et outre mer

Les taux de suicide sont plus faibles dans l'outre mer français qu'en métropole et pour l'outre mer, la Nouvelle-Calédonie possède les taux les plus élevés, suivie de près par la Polynésie française. Les différences socio-culturelles sont nombreuses entre ces Territoires et la métropole, mais plusieurs points communs existent, comme l'insularité, le multiculturalisme, le métissage à prédominance non européenne, la forte religiosité, qui pourraient constituer des facteurs de protection par rapport à l'ensemble français.

Le taux de tentatives de suicide est estimé à 500/100 000 en France en 2010 (Beck et al, 2011). Les facteurs de risque associés sont le fait d'avoir subi des violences (sexuelles ou non), le fait de vivre seul, la situation de chômage, un faible niveau de revenu et la consommation de tabac.

Nouvelle Zélande

La Nouvelle Zélande est incluse ici car, certes c'est une île avec une configuration plus continentale, mais ce pays héberge une importante population d'origine polynésienne. Les taux de suicide y sont disponibles en fonction de l'ethnie et les Maoris (15 % de la population) ont un taux nettement plus élevé que les Européens (17.8 vs 11). Cette population souffre peut être davantage que dans d'autres îles de discriminations ou de dévalorisation par rapport aux autres communautés. La Nouvelle Zélande s'est dotée d'un plan national de prévention du suicide depuis 2006.

Iles Cook

Etant donné la faible population de l'île, les taux sont très variables d'une année à l'autre (11/100 000 en 2008). Certaines années il n'y a pas de suicide, d'autres il y a 1, 2 ou 3. En 2000, il semble y avoir eu un possible phénomène de contagion (effet Werther ou clusters) avec 5 suicides chez des jeunes. Il n'y a pas de programme de prévention du suicide spécifique aux îles Cook, le pays étant une petite nation confrontée à un manque de moyens financiers, un vieillissement de sa population, un manque de personnel de santé et un dépeuplement du fait d'un important exode vers la Nouvelle Zélande.

Fidji

Fidji a un taux de suicide élevé (18/100 000), en particulier chez les femmes, qui ont un taux aussi élevé que les hommes (c'est le taux le plus élevé au monde pour les femmes indo-Fidjiennes de religion Hindoue). La méthode la plus fréquemment utilisée est la pendaison pour le suicide et l'intoxication pour les tentatives. Les raisons principales sont les conflits familiaux et conjugaux ou la pauvreté. Un plan de santé mentale et de prévention du suicide a été établi pour la période 2007-2011, mais n'a pas été suivi d'effets significatifs.

Une des évolutions envisagées serait la décentralisation des services de santé mentale. Un meilleur contrôle des substances toxiques, tel que le Paraquat, a été réalisé.

Guam

Le taux de suicide est élevé à Guam (16/100 000), touchant surtout les jeunes (60 % ont moins de 30 ans) et les communautés micronésiennes Chuukuse et Chamorros. S'il existe une prédominance du suicide chez l'homme, les tentatives de suicide sont aussi fréquentes chez les femmes que chez les hommes. Les méthodes de suicide diffèrent selon le sexe, principalement la pendaison chez les hommes et l'intoxication chez les femmes. Une partie substantielle des personnes décédées par suicide communiquent leur intention (30 %). L'alcool est associé au passage à l'acte suicidaire dans ¼ des cas. Les principaux facteurs de risque repérés sont le fait d'avoir été maltraité par le partenaire dans les mois qui précèdent, d'avoir été violé, de se sentir triste au moins deux semaines au cours de l'année précédente, de fumer couramment du cannabis. La prévention du suicide dans ce pays pourrait être basée sur une prévention des conduites addictives, des violences, ainsi que sur un meilleur repérage et traitement des dépressions.

Samoa

Samoa a le taux de suicide le plus élevé de la région (27/100 000). Le suicide est l'un des problèmes majeurs de santé publique à Samoa. Le phénomène touche essentiellement les jeunes hommes (20-39 ans) qui utilisent la pendaison ou l'intoxication au paraquat. Pour les tentatives de suicide, il y a plus de femmes que d'hommes et les moyens utilisés sont principalement le paraquat et les agents chimiques. Les facteurs déclenchants les plus fréquents sont des conflits dans les relations familiales, de couple ou communautaires, comme par exemple certaines décisions prises au village.

Tonga

Le nombre de suicide des Tonga pour 2012 s'élevait à neuf, contre les sept suicides enregistrés en 2011, ce qui correspond à un taux relativement bas (8.6/100 000). La prévention y est essentiellement assurée par un groupe de religieux qui a une ligne de crise. Il y a un seul psychiatre, mais ni psychologue ou infirmier psychiatrique à Tonga.

Approche anthropologique

Parmi les facteurs culturels pouvant intervenir de façon spécifique sur le passage à l'acte en Polynésie, nous pouvons faire plusieurs hypothèses. Tout d'abord, sur la jeunesse de la population présentant des conduites suicidaires (suicides et tentatives). En dehors du fait que 55 % de la population a moins de 30 ans, il existe traditionnellement une période d'adolescence prolongée *« taure'are'a »* qui peut favoriser une tolérance sociale pour une certaine hypersensibilité voire immaturité affective. Ceci pourrait faciliter des réactions impulsives non contrôlées dans des situations parfois anodines, par exemple après un simple mot blessant ou un regard, en dehors de toute pathologie psychiatrique ou trouble de la personnalité. Les disparités sociales sont fortes également et la crise économique doublée d'une instabilité politique sur ces dix dernières années ont pu renforcer un sentiment de dévalorisation, de perte d'estime de soi, en particulier chez l'homme. Sur la dynamique familiale, l'évolution de la société (mondialisation) provoque des déstructurations familiales qui ont probablement une influence. Elle s'exerce tout d'abord par l'individualisme occidental plus prononcé chez les jeunes que chez les anciens où persiste une forte vie communautaire, ce qui peut expliquer l'absence de pic suicidaire après 65 ans. Il existe également une revendication identitaire forte et un renouveau culturel : cela entraîne un tiraillement entre tradition et modernité, pour certains un repli sur ses racines, pour d'autres un appel du large, une opposition entre générations ou dans des couples de culture différente (pas nécessairement liée à l'ethnie mais à la référence culturelle prédominante). D'autre part, il existe une forme d'adoption traditionnelle, qui concerne encore environ 10 à 30 % de la population, appelée *« fa'a'amu »*, qui fonctionne sans doute moins bien que par le passé pour les raisons sus-dites. L'enfant (le premier en général) est souvent donné à ses grands parents ou à la famille élargie (*utuafare*) sans rompre les relations avec la famille biologique qui récupère d'ailleurs souvent cet enfant quand il est plus âgé. L'enfant adopté étant devenu un frère ou une sœur rival(e), ne retrouve plus son statut d'enfant, il est alors souvent maltraité. Actuellement on observe des abandons, voire des rejets plus fréquents, des ruptures de liens familiaux et donc une structuration de la personnalité fragilisée. Dans l'échantillon de START, 78.4 % des suicidants n'ont pas été adopté et 17.9 % sont des enfants *« fa'a'amu »*. On ne peut donc pas en tirer de conclusion sur le fait que le *« faamu »* soit un facteur de risque ou de protection du suicide sans une analyse qualitative plus poussée. Il y a aussi la fréquence des agressions sexuelles intrafamiliales qui constituent des psychotraumatismes connus pour être suicidogènes. Ce vécu de psychotraumatisme pourrait être renforcé par le trauma social qu'a provoqué l'acculturation (par exemple la diabolisation des origines, l'interdiction de parler sa langue), les essais nucléaires avec le sentiment d'avoir parfois été considéré comme des cobayes ou pour le moins négligés par la France. La christianisation peut avoir été pour certains ressentie également comme un reniement de la culture originelle, bien qu'elle semble plutôt être en général complètement intégrée à la culture polynésienne et constituer un facteur de protection…

On peut noter également sur le plan des troubles psychiatriques certaines particularités. Dans l'enquête Ecaap (Beck et al., 2010), réalisée en 2009 auprès de 4 092 élèves de 13 ans et plus sur l'ensemble de la Polynésie française, il était retrouvé un usage régulier d'alcool dans 7 % des cas (et des ivresses dans 44 % des cas), et de cannabis dans 8 % des cas (et un usage à risque chez 13 % des garçons et 9 % des filles), ce qui peut favoriser le passage à l'acte. Les troubles de l'humeur semblent également fréquents avec 27,1 % de dépression (mesurée par l'*« Adolescent Depression Rating Scale »* chez les jeunes. Dans ce questionnaire, l'item relatif aux idées de suicide retrouvait 14.5 % de réponses positives. Un état psychique nommé *« fiu »*, assimilable à une forme de dépression, est souvent exprimé dans la culture polynésienne. Dans le domaine des addictions, des troubles de l'humeur ou des conduites suicidaires, comme pour d'autres pathologies multifactorielles (diabète, obésité) ayant une prévalence particulièrement élevée dans le triangle polynésien, l'hypothèse d'un tempérament ayant des fondements purement culturels ou comporter une part de vulnérabilité biologique a fait l'objet de recherches (Amadéo et al, 2000) qui nécessitent d'être approfondies et interprétées avec prudence.

On pourrait évoquer également l'existence de *« pathologies de la migration »* : cela concerne autant les Polynésiens (migration inter-îles, avec perte des liens) que les Européens (*popaa*). L'isolement insulaire, de par la difficulté à pouvoir se confier sur des petites îles où tout se sait rapidement, peut constituer une barrière à la recherche d'aide dans les périodes de crise suicidaire.

Enfin, mais cela ne relève plus du contexte géographique et économique propre à la Polynésie en tant qu'archipel que du domaine purement anthropologique, l'offre de soin spécialisée est très limitée : il y a peu de psychiatres en Polynésie française (8/100 000 hab.) et de lits (65/270 000 hab.) comparativement à la métropole (7 fois plus), et la prise en charge médico-psychologique est très limitée dans les îles, hors Tahiti et Moorea.

7. Conclusions

Les données épidémiologiques exposées dans cet article comportent celles issues de l'enquête START publiées (De Leo et al, 2013) ou non, complétées par une revue de la littérature et les présentations faites lors du Forum de l'OMS qui s'est tenu à Séoul (WHO/WPRO, 2012) sur la prévention du suicide par le groupe de travail des pays insulaires du Pacifique (réseau OMS en santé mentale – PIMHnet). Ces données restent fragmentaires pour les suicides et plus encore pour les tentatives de suicide (d'où l'enquête START), mais elles indiquent des faits préoccupants pour la santé publique. Pour la Polynésie, les suicides sont en augmentation (évolution sur 20 ans) et concernent les sujets jeunes (30 ans d'âge moyen). Les moyens létaux utilisés radicaux sont d'accès difficilement contrôlable (la pendaison), et les troubles psychiatriques associés relèvent d'une prise en charge médico-psychologique insuffisante compte tenu du manque de moyens humains.

Concernant les idées suicidaires et tentatives de suicide, ces pays ne disposent pas encore à l'heure actuelle de données recueillies systématiquement, à une ou deux exceptions près. Une enquête sur les suicides et tentatives de suicide est en cours pour certains pays de la région (enquête START de l'OMS). Obtenir des données chiffrées sur la santé mentale, fréquence des pathologies psychiatriques et les idées de suicide dans les pays de la région serait très utile afin de disposer d'un état des lieux complet de la question. Ce type d'étude (Santé Mentale en Population Générale : images et réalités) a déjà été réalisée en Nouvelle-Calédonie (Goodfellow et al, 2010) et dans l'outre mer français (Roelandt et al, 2006). La surveillance épidémiologique de ces conduites suicidaires devrait être poursuivie, non seulement pour analyser les tendances, mais aussi évaluer l'éventuelle efficacité des stratégies de prévention. Un recueil de données centralisées et géo-localisées (GPS) en temps réel, sous la forme d'un Observatoire des suicides, serait une étape importante, comme cela se fait déjà en Polynésie pour certaines maladies infectieuses. Cet Observatoire épidémiologique pourrait contribuer directement à la mise en œuvre d'interventions préventives rapides, de type cellules d'urgence médico-psychologique, pour limiter les risques de répétitions dans le cas de suicides en séries ou *« clusters »* (à partir du 3e suicide sur une période rapprochée), phénomène qui semble avoir lieu régulièrement dans les îles polynésiennes, et bien documenté en Nouvelle Zélande (Larkin & Beautrais, 2012).

Pour ce qui est des stratégies de prévention du suicide à développer, on pourrait penser que la priorité doit aller aux soins des malades mentaux et des personnes ayant commis des tentatives de suicide, puisque ce sont les principaux facteurs de risque. Mais, comme on l'a dit plus haut, les Pays insulaires de la région du Pacifique occidental sont confrontés à des taux élevés de suicide tout en souffrant d'un manque de moyen en personnels de santé qualifiés. La plupart des pays représentés au Forum de Séoul sont demandeurs en priorité d'avoir plus de psychiatres et/ou d'infirmiers qualifiés, ce qui comporte des coûts importants. Si la Polynésie française est mieux lotie, il n'en demeure pas moins que, comme pour ces autres pays insulaires, le défi qui consiste à apporter une réponse strictement sanitaire pour réduire la morbidité et la mortalité par suicide sera difficile à relever dans le contexte de crise économique. Si une approche de santé publique classique, en appliquant des stratégies de prévention qui ont fait leurs preuves, comme la réduction de l'accès aux moyens létaux – en particulier les pesticides et la sensibilisation des médias, peut apporter quelques améliorations, l'impact sera probablement limité. Mettre en œuvre des approches plurielles est nécessaire (Batt et al, 2011).

Il faut explorer d'autres voies alternatives. Pour se faire, il existe en général un tissu associatif et religieux fort dans les pays insulaires du Pacifique. En Polynésie française, l'association SOS Suicide, créée en 2001 a mis en place une ligne de crise en 2006 et développé depuis 2008 des actions de prévention de l'OMS (programme SUPRE et START) avec le soutien des autorités (Amadéo, 2010b). Les dispositifs de prévention similaires, bien que peu nombreux, existent aussi dans certains pays insulaires du Pacifique, comme par exemple une ligne de crise aux Tonga tenue par quelques bénévoles religieux. Ces lignes de crise, avec la formation adéquate des bénévoles et professionnels, pourraient gagner en efficacité. Des dispositifs de prévention à bas coût ont été aussi testés avec succès par l'OMS pour ce qui concerne les suicides (Fleischmann et al, 2008) et avec des résultats mitigés pour les récidives de tentatives de suicidaire (Bertolote et al, 2010), comme la psychoéducation et les rappels téléphoniques avec maintien d'un contact non professionnel. En Polynésie, notre expérience montre que c'est la combinaison d'un suivi psychiatrique ou psychologique et du dispositif de prévention du suicide cité plus haut qui est le plus efficace, au moins pour les sujets présentant des troubles psychiatriques (Amadéo et al, soumis). L'autre piste est le recours aux possibilités offertes par les nouvelles technologies de la communication : sites web, Internet, télémédecine, Facebook, SMS (Chen & Mishara, 2010) particulièrement bien adaptés à la dispersion géographique des îles. La coordination de toutes ces actions avec évaluation scientifique de l'efficacité (essais randomisés), en associant de manière éclairée, des soins *« culturels »*, telle que la médecine traditionnelle (Grand, 2007) comme les soins à médiation corporelle appelés *« taurumi »* renforcés par la pharmacopée locale ou les communautés religieuses et une prise en charge médico-psychologique dans le suivi des suicidants, est une alliance susceptible de réduire significativement le fardeau humain et sanitaire du suicide.

V. Enquête START sur un dispositif de prévention en Polynésie française, Stéphane Amadéo, Moerani Rereao, Aurélia Malogne, Patrick Favro, Lam Gnoc Nguyen, Louis Jehel

1. Introduction

En 2002, il y avait environ 331 000 décès par suicide dans la région du Pacifique occidental, ce qui correspond à 38 % de tous les décès par suicide dans le monde [1]. Le Pacifique occidental contient un large éventail de pays qui diffèrent en termes d'état de santé de la population générale, d'offres de soins, de culture, de taille et de répartition géographique de la population, mais aussi au niveau des conduites suicidaires [2]. Dans la plupart des pays insulaires du Pacifique, les taux de suicide sont élevés et il y a moins de ressources humaines et économiques que dans les pays développés occidentaux. Même lorsque ces pays sont des territoires d'outre-mer dépendant de pays développés, comme c'est le cas de la Polynésie française vis à vis de la France, les ressources disponibles pour les soins psychiatriques n'atteignent pas les normes quantitatives et qualitatives de la Métropole. L'éloignement géographique des 112 autres îles du pays rend le traitement des maladies mentales et la prise en charge des suicidants difficile. Les taux de suicide (Bureau de Veille Sanitaire, 2012) ont augmenté de façon importante ces dernières années, passant de 9.7/100 000, pour la période 1999-2001, à 12.2 pour la période 2008-2010, avec un pic jamais atteint de 17/100 000 en 2008, qui est de plus sous-estimé de 20 % selon l'enquête START d'autopsie psychologique [voir plus loin]. Ce problème de santé publique exige des stratégies de prévention du suicide qui doivent être adaptées au contexte géographique et socio-culturel du pays [3].

Comme Durkheim l'a souligné [4], les liens sociaux tels que la religion et la famille ont un effet protecteur contre le suicide. Le concept de suicide anomique se réfère principalement à l'augmentation du nombre de suicides dans les sociétés où la régulation sociale est diminuée ; mais comme dans l'anomie conjugale (divorce, veuvage), les conséquences de ces crises se situent au niveau individuel, les liens psycho-sociaux devenant moins forts ou de moindre qualité. Le renforcement des liens psycho-sociaux est une approche notable des études cliniques portant sur la prévention des récidives de tentatives de suicide létales ou pas après la sortie de l'hôpital [5-18]. Cependant, ces études ont produit des résultats mitigés (**tableau 1**). Certaines études suggèrent fortement qu'il est possible de réduire la mortalité due au suicide [5-9] et d'autres de diminuer le nombre de récidives de tentatives de suicide [10-15] dans les populations à risque en maintenant un contact régulier avec les patients. D'autres études de suivi à long terme n'ont pas montré d'effets sur la survenue de décès par suicide [16] ou de répétition de tentatives de suicide [17-18]. Dans le contexte actuel de la mondialisation, les situations anomiques sont potentiellement amplifiées et ces stratégies de prévention du suicide peuvent se révéler d'autant plus pertinentes [19].

Tableau 1. Les études sur le maintien d'un contact après tentative de suicide ou chez des personnes souffrant d'idées de suicide

Pays	Intervention chez des sujets ayant commis une tentative de suicide	Résultats
Australie [18]	12 contacts (cartes postales chaque mois) après la sortie de l'hôpital. Jeunes de 15-24 ans	RGC TS
Taiwan [9]	Contacts 6-12 (appels téléphoniques pendant 3-6 mois, 2/mois). La fréquence des contacts changer suite à l'évaluation du risque (BSRS, Pierce RS, PERSONNES SAD S) : élevée (psychiatre), modérée (1-2 contacts/semaine), faible (2 contacts/mois), aucun risque (contacts d'arrêt)	Pas de RGC, n= 44 364 S*, Décès retardé
Espagne [15]	7 contacts (appel téléphonique à 1 semaine, 1, 3, 6, 9 et 12 mois) pour évaluer le risque et augmenter l'adhérence au traitement	RGC, n=991 TS*, TS* retardée
Iran [14]	8-9 contacts (cartes postales, 1, 2, 3, 4, 6, 8, 10, 12 mois et anniversaire) pour évaluer le risque et augmenter l'adhésion au traitement	RGC, n=2300 TS*, IS*
Nouvelle-Zélande [13]	6 contacts (cartes postales sur 12 mois) après la sortie de l'hôpital	RGC, n=327 TS*
Brésil, Inde, Sri Lanka, Iran, Chine [9, 17,21]	1 séance d'éducation d'une heure (épidémiologie, facteurs de risque et de protection, ressources humaines et téléphoniques) + 9 contacts (téléphone ou rendez-vous à 1, 2, 4, 7, 11 semaines / 4, 6, 12, 18 mois)	RGC, n=1867 S* TS ns

Pays	**Intervention chez des sujets ayant commis une tentative de suicide**	**Résultats**
France [11]	3 contacts (appels téléphoniques à 1, 3, 13 mois) après la sortie de l'hôpital	RGC, n= 605 1 mois TS* 3 mois TS
Australie [10,12]	8 contacts (cartes postales à 1, 2, 3, 4, 6, 8, 10 et 12 mois) après la sortie de l'hôpital	RGC, n=772 TS*
Suède [16]	2 contacts (appels téléphoniques à 1 et 5 mois après la 1ère TS) + encouragement pour commencer ou continuer un traitement	RGC, n=216 TS ns
[6,8] Italie	2 contacts/semaine pour évaluer les besoins et fournir un soutien émotionnel chez les personnes âgées + Système d'alarme pour appeler au secours (*« tele-help/tele-check »* service)	Pas de RGC S*
États-Unis [5, 7]	4 contacts (lettres pendant 5 ans) après la sortie de l'hôpital pour ceux qui refusaient d'être traités	RGC, n=843 S*

Légende ; * : réduction significative ; ns : non significatif ; TS : Tentative de Suicide ; IS : Idées Suicidaires ; S : Suicide ; RGC : Randomisation avec Groupe Control

En 2005, une réunion régionale de l'OMS à Manille a eu lieu afin de faire un état des lieux concernant le fardeau du suicide dans la région du Pacifique occidental. En réponse aux recommandations formulées lors de cette réunion, un programme de prévention épidémiologique appelé *« Conduites suicidaires dans les Territoires à Risque »* (START) a été lancé. En 2006, le protocole de l'étude a été discuté avec les représentants de tous les pays, sous la coordination de l'Institut Australien pour la Recherche et la Prévention du Suicide (AISRAP), Centre collaborateur de l'OMS pour la recherche et la formation en prévention du suicide. L'étude START comporte quatre volets. Le premier composant vise à établir des systèmes d'enregistrement fiables pour les comportements suicidaires mortels et non mortels ; le deuxième composant consiste en une intervention randomisée comparant une intervention brève et un contact (BIC) au traitement habituel (TAU) ; le composant trois est une étude d'autopsie psychologique avec des entretiens des proches parents des personnes décédées par suicide ; le composant quatre concerne le suivi longitudinal des tentatives de suicide médicalement graves (c'est à dire les personnes qui utilisent des méthodes de suicide à potentiel élevé de létalité). Le présent article porte sur les résultats du deuxième composant de l'étude START réalisée en Polynésie française.

Le protocole utilisé dans l'étude START était le même que celui utilisé dans l'étude de l'OMS Intervention de Prévention du Suicide-Multisite (SUPRE-MISS). Cette recherche antérieure a retrouvé une réduction de la mortalité générale et de la mortalité par suicide dans le groupe BIC au cours des 18 mois de suivi [9]. La proportion de sujets présentant des rechutes de tentatives de suicide était similaire dans les groupes BIC et TAU (7,6 % versus 7,5 %), avec des différences notables dans la proportion de récidives dans les cinq sites inclus dans l'étude [17]. L'étude SUPRE-MISS suggérait que l'intervention brève et le suivi par contacts après une tentative de suicide ne permet pas de réduire la répétition ultérieure des tentatives de suicide, mais peut être efficace dans la réduction du nombre de décès par suicide.

2. Méthode

Mise en œuvre de l'étude

Une subvention de l'EPAP (organisme gouvernemental) et du Centre Hospitalier ont permis la réalisation de l'étude du 1er Janvier 2008 au 31 décembre 2010 pour ce qui est de l'inclusion des sujets. La période de suivi de 18 mois a été poursuivie jusqu'au 30 Juin 2012. Tous les patients inclus dans l'essai randomisé contrôlé ont donné un consentement éclairé écrit. Les entrevues ont été menées en face à face par un psychiatre ou un psychologue formé, un maximum de 3 jours après l'admission dans le service des urgences. Les psychologues et les psychiatres ont également mené les contacts téléphoniques de suivi.

Inclusion et taille de l'échantillon

Sur une période d'inclusion de trois ans (2008-2010), 557 personnes (31,1 % de sexe masculin, 64,4 % de sexe féminin et 0,5 % de trans-sexuel) ont été admises dans le service des urgences du Centre Hospitalier de Polynésie Française (CHPF) pour une tentative de suicide. Cet événement a été défini comme un *« comportement suicidaire non mortel »* comme l'a proposé le Comité directeur de l'OMS de l'étude multicentrique sur le comportement suicidaire [18] ; cette définition englobe tous les comportements de lésions auto-infligées, qu'il y ait présence ou pas d'une intention suicidaire lors de l'acte. Les sujets admis après une tentative de suicide dans le service des urgences du Centre Hospitalier de Polynésie française ont été invités à participer à l'étude dans le dispositif de prévention lorsque la présence de l'investigateur principal le permettait. Au total, 200 patients ont consenti à participer à l'étude START. Le taux de refus de participation était faible (2 patients sur 200). Le comité d'éthique n'a pas permis aux chercheurs de demander les raisons du refus de participation.

Une procédure de répartition aléatoire a été utilisée pour inclure les sujets (**graphe 1**) soit dans le groupe BIC (n = 100), soit dans le groupe TAU (n = 100). Dans le groupe BIC, 10 sujets ont été exclus, soit après une sortie prématurée de l'hôpital avant la session de psychoéducation, soit du fait d'une impossibilité de contact téléphonique dès le premier appel.

Les sujets ont été invités à accepter le suivi téléphonique dans le formulaire de consentement sans qu'ils sachent s'ils faisaient partie ou non du groupe BIC qui bénéficiait de l'intervention et du suivi. Cette information a été donnée seulement après que les sujets furent assignés au hasard à leur groupe BIC ou TAU. Le décès par suicide était la principale mesure des résultats et la récidive de tentative de suicide était la mesure secondaire. La mortalité générale n'a pas été étudiée dans cette étude, notre objectif principal étant la prévention des comportements suicidaires.

Le nombre de sujets inclus dans notre échantillon est restreint car ces données doivent être intégrées dans l'étude START régionale en cours de réalisation, qui comprend une dizaine de sites. Cependant, l'analyse des résultats et des tendances à travers cette première étude réalisée dans une île du Pacifique pourrait donner des indications pour améliorer la méthodologie d'intervention dans un tel contexte socio-culturel et les stratégies spécifiques à la Polynésie française en matière de prévention du suicide.

Graphe 1 : protocole de l'étude et répartition des effectifs

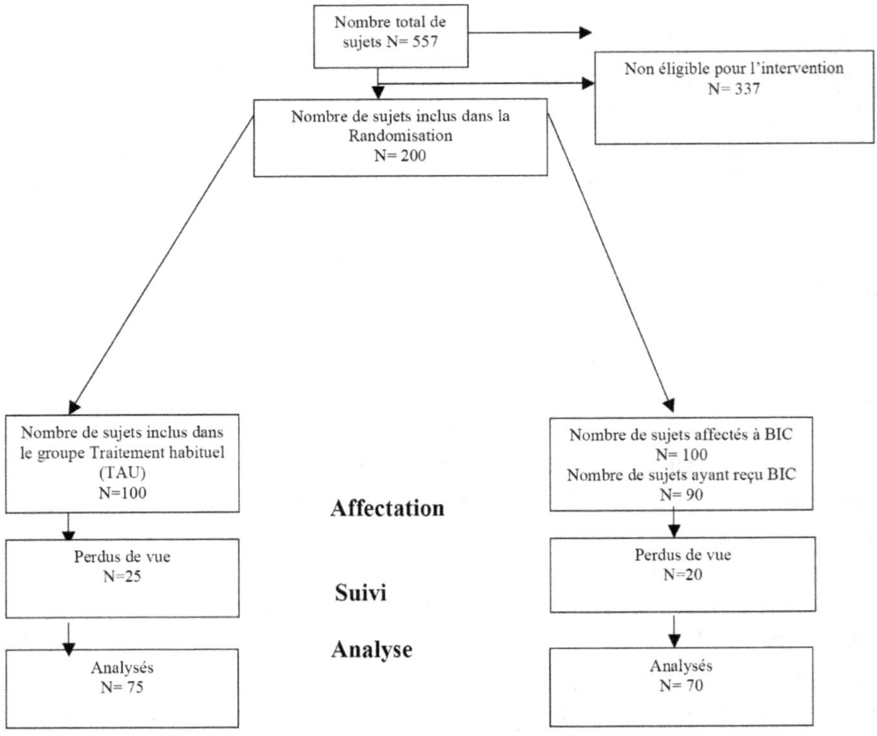

L'intervention brève et Contact

Tous les patients inclus dans l'étude avaient une hospitalisation de courte durée dans une unité du Département de psychiatrie (minimum 24 heures) ; certains d'entre eux avaient un suivi psychiatrique ou psychologique ambulatoire, tandis que d'autres n'en avaient pas. Toutes ces informations ont été notées à la sortie. La modalité de prise en charge des patients inclus dans le groupe BIC comportait, en plus du groupe TAU, une séance d'information d'une heure réalisée le plus près possible du moment de la sortie et, après la sortie, neuf contacts de suivi (appels téléphoniques à 1, 2, 4, 7 et 11 semaines, et 4, 6, 12 et 18 mois). Tous les sujets du groupe TAU ont également été contactés à 12 et 18 mois après la sortie, simplement pour savoir s'il y avait eu récidive de passage à l'acte suicidaire. Tous les sites impliqués dans l'étude START ont utilisé une méthodologie d'étude similaire.

Les séances de suivi téléphonique ont été effectuées par une personne ayant une expérience clinique (psychiatre ou psychologue). La séance d'information individuelle était basée sur un protocole écrit. Il comprenait des informations sur le comportement suicidaire, les facteurs de risque psychologique et / ou social et les facteurs de protection du passage à l'acte suicidaire, l'épidémiologie de base, les alternatives aux comportements suicidaires, les ressources de soutien (numéro de lignes de crise et de professionnels).

Instruments

Les questionnaires d'enquête utilisés ont été traduits dans la langue locale de chaque site, adaptés pour prendre en compte les spécificités culturelles, puis de nouveau traduits en anglais, et testés chez 20 participants recrutés dans le service des urgences du Centre Hospitalier de Polynésie Française. Ce questionnaire est en grande partie basé sur l'Interview Schedule on Parasuicide (EPSIS) [17], et a été utilisé dans l'étude européenne multicentrique de l'OMS EURO sur le comportement suicidaire [19]. Il couvre des aspects socio-démographiques, des informations sur la tentative de suicide actuelle, une série de variables relatives à l'information clinique (par exemple l'état de santé physique et mental, des expériences traumatisantes, la consommation d'alcool et de drogues) et comprenait plusieurs échelles d'autoévaluation (dépression, impulsivité, bien être).

Un court questionnaire d'une page a été utilisé pour enregistrer le suivi des contacts avec les réponses des patients avec 4 questions. Est ce que le patient était encore en vie ? Si on n'obtenait pas de réponse, un autre informateur était contacté pour fournir la cause d'un éventuel décès. Si le participant était encore en vie, a-t-il eu des idées de suicide et commis une ou des tentatives de suicide ? A-t-il a ressenti le besoin d'un soutien ? et, si oui, avait-il sollicité cet appui ? En cas de nouvelle crise suicidaire, il lui était conseillé de consulter rapidement son médecin/psychologue traitant ou des urgences. En plus du contact téléphonique, certains participants pouvant ne pas indiquer s'ils avaient commis une nouvelle tentative de suicide, et étant donné le fort nombre de perdus de vue, nous avons effectué une vérification de la présence ou pas de conduites suicidaires, soit de tentatives de suicide par le bais de la base de données hospitalière AS 400 du service des urgences, soit de mort par suicide, en utilisant le fichier du procureur, avec une bonne fiabilité (en raison de l'exhaustivité des données, collectées jusqu'à après 1 an après la fin de l'étude).

L'analyse des données

La saisie, le nettoyage et la vérification des données ont été menés sous la direction du chercheur principal psychiatre (SA) par des psychologues cliniciens (MR, AM) et revérifiés par un épidémiologiste (LN). Les données spécifiques du site ont été envoyées à l'Institut Australien pour la Recherche et la Prévention du Suicide (AISRAP) à Brisbane pour être incluses dans la base de données mise en commun avec tous les autres sites participants de l'étude START. Les caractéristiques socio-démographiques de tous les sujets des groupes BIC et TAU, tant au moment de l'inclusion qu'à la fin des 18 mois de suivi, ont été analysées et comparées afin de déterminer s'il existait des différences entre les deux groupes. Les différences de mortalité par suicide et de récidives de tentatives de suicide à 18 mois ont été évaluées avec le test statistique du chi2 à un niveau de signification de 0,05.

3. Résultats

Le taux de perdus de vue

Il était plus facile de contacter les patients inclus dans le groupe BIC comparés au groupe TAU. Il y avait cependant un taux important de perdus de vue après 18 mois de suivi dans les groupes BIC (20 %) et TAU (25 %). Cette situation est problématique car elle pourrait conduire à une sous-estimation du nombre de nouvelles tentatives ou de décès dans le groupe témoin TAU.

Caractéristiques socio-démographiques des sujets, des conduites suicidaires et troubles psychiatriques

Les sujets ayant commis des tentatives de suicide et inclus dans l'étude étaient typiquement des sujets de sexe féminin, ayant atteint le niveau d'enseignement secondaire et occupaient un emploi (tableau 2). Plus de la moitié des cas du groupe BIC a eu un diagnostic de troubles de l'humeur. Une grande proportion des cas du groupe BIC (63 %) et TAU (72 %) avait des antécédents de tentative de suicide avant d'être inclus dans l'étude. Il n'y avait pas de différences dans les variables socio-démographiques et les caractéristiques de la tentative actuelle entre les groupes TAU et BIC parmi les sujets analysés au moment de l'inclusion ou à la fin des 18 mois de suivi.

Tableau 2 : Caractéristiques socio-démographiques des sujets ayant participé à l'étude START BIC lors de l'inclusion et après 18 mois de suivi

Caractéristiques socio-démographiques	Nombre de sujets Inclus N = 190				Nombre de sujets analysés à 18 mois de suivi N = 145			
	TAU n = 100		BIC n = 90		TAU n = 75		BIC n = 70	
	(n)	(%)	(n)	(%)	(n)	(%)	(n)	(%)
Âge (années)		31.48		33.00		31.75		32.00
Sexe								
Homme	36	36	31	34.4	24	32.0	23	32.9
Femme	64	64	58	64.4	51	68.0	46	65.7
Transsexuel	0	0	1	1.1	0	0	1	1.4
Statut Marital								
Célibataire	32	32	25	27.8	25	34.2	20	28.6
Marié	53	53	58	64.4	40	54.8	44	62.9
Veuf	1	1	1	1.1	0	0	1	1.4
Divorcé	12	12	5	5.6	8	10.9	4	5.7
Education								
Aucune	3	3	1	1.1	2	2.7	1	1.4
Primaire	6	6	9	10	4	5.5	7	10
Secondaire	57	57	38	42.2	42	57.5	27	38.6
Supérieur (non-universitaire)	10	10	9	10	7	14.0	8	11.4
Universitaire	14	14	25	27.8	3	6.0	22	31.4
Autre	10	10	8	8.9	4	8.0	1	1.4
Emploi								
Temps plein/temps partiel	50	50	44	49.4	36	49.3	10	13.3
Saisonnier	6	6	9	10.1	5	6.8	12	16.2
Sans emploi	14	14	18	20.2	10	13.7	8	11.4
Handicapé	1	1	0	0	1	1.4	0	0
Retraité	3	3	1	1.1	3	4.1	4	5.7
Etudiant	10	10	9	10	9	12.3	4	5.7
Forces armées	2	2	0	0	1	1.4	8	11.4
Travail à domicile	6	6	4	4.5	4	5.5	1	1.4
Autres	5	5	5	5	4	5.5	23	32.8

Caractéristiques socio-démographiques	Nombre de sujets Inclus N = 190				Nombre de sujets analysés à 18 mois de suivi N = 145			
	TAU n = 100		BIC n = 90		TAU n = 75		BIC n = 70	
	(n)	(%)	(n)	(%)	(n)	(%)	(n)	(%)
Conséquences du geste								
Aucune	32	32.3	23	25.6	23	31.1	17	24.3
Sans danger de mort	41	41.4	46	51.1	30	40.5	37	52.9
Danger de mort	17	17.2	19	21.1	14	18.9	14	20.0
Sans information	9	9.1	2	2.2	7	9.5	2	2.9
Troubles psychiatriques								
Abus/dépendance Alcool	2	2	3	3.3	2	26.7	2	2.9
Abus/dépendance Cannabis	1	1	1	1.1	1	1.3	1	1.4
Trouble psychotique	7	7	3	3.3	6	8.0	3	4.3
Trouble de l'humeur	50	50	47	51.7	41	54.6	37	52.8
Anxiété/Trouble de l'adaptation	17	17	16	17.6	13	17.3	10	14.3
Trouble de la personnalité	2	2	2	2.2	12	16.0	11	15.7

Impact de l'intervention brève et des contacts sur les récidives de tentative de suicide et suicides

Il n'y avait pas de différence statistiquement significative dans la fréquence des suicides et des récidives de tentatives de suicide entre les groupes BIC et TAU à l'issue du suivi de 18 mois (**tableau 3 et graphe 2**). Cependant, il n'y avait pas de décès par suicide dans le groupe BIC par rapport au groupe TAU (0 % versus 2 %, respectivement). En particulier, ni ceux qui ont eu un suivi psychiatrique/psychologique, suivi associé au programme BIC, ni ceux qui avaient des antécédents de tentatives de suicide multiples ou d'autres conditions ont montré des différences dans BIC vs TAU dans le nombre de nouvelles tentatives de suicide. Nous avons en effet noté durant l'étude si les patients avaient un rendez-vous avec un psychiatre ou un psychologue à la sortie de l'hôpital, ce qui témoigne de l'entrée dans un suivi psychiatrique ou psychologique. Nous avons également constaté que les personnes ayant des antécédents de tentatives de suicide multiples (n>3) ont davantage bénéficié de ce dispositif, la proportion de sujets sans rechutes de tentatives de suicide étant plus élevée dans le groupe BIC (17.3 %) que dans le groupe TAU

(14.4 %). Par contre, des sujets semblent moins bénéficier du dispositif BIC, (en terme de % de patients sans récidive de tentative de suicide : les sujets avec trouble de la personnalité (BIC : 13.2 % vs TAU : 17.1 %) et ceux ayant des antécédents d'agression sexuelle (BIC : 21.7 % vs TAU : 23.1 %).

Tableau 3 : Résultats de l'intervention brève et de contact après 18 mois de suivi en Polynésie française

Résultats globaux	**Analysé à 18 mois de suivi N = 190**			
	TAU *n* = 100		**BIC *n* = 90**	
	(n)	**(%)**	**(n)**	**(%)**
Conduites suicidaires en fin de suivi				
Pas de contact	25	25.0	20	22.2
Pas de tentative de suicide	52	52.0	46	51.1
Tentative de suicide	21	26.0	24	26.6
Suicide	2	2.0	0	0.0
Sous groupes de patients sans récidive de tentative de suicide selon différentes caractéristiques cliniques	**TAU *n* = 52**		**BIC *n* = 46**	
	n	**%**	***n***	**%**
Suivi psychiatrique	26	50	32	71.1
Antécédent de tentative de suicide n> 3 tentatives de suicide	7	13.4	8	17.3
Histoire d'abus sexuel	12	23.1	10	21.7
Trouble de la personnalité	9	17.1	6	13.2

Graphe 2 : Pourcentage de patients sans récidives suicidaires

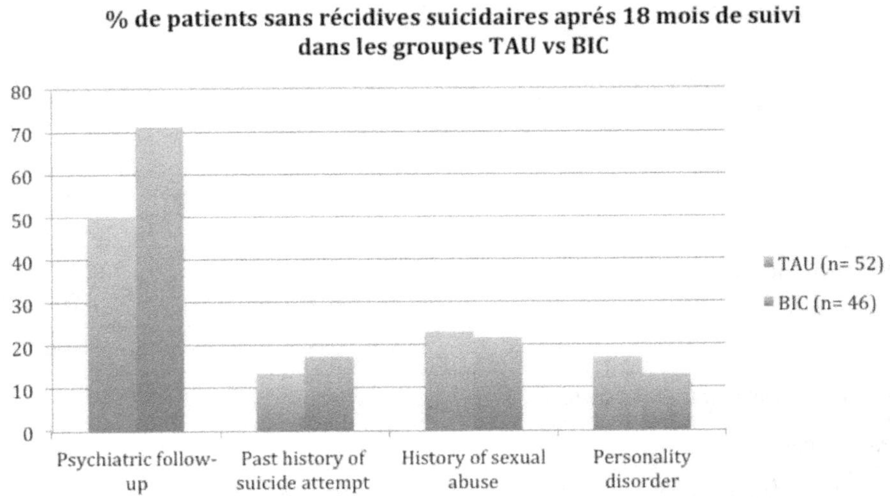

4. Discussion

Cette étude expose les premiers résultats obtenus dans l'enquête START réalisée dans une île du Pacifique concernant l'évaluation de l'efficacité d'un dispositif de prévention du suicide Brève Intervention et Contact (BIC) comparé à un groupe contrôle de Traitement comme à l'habitude (TAU) chez des personnes admises dans un service d'urgence après une tentative de suicide. Cet essai contrôlé randomisé utilisait le nombre de décès par suicide comme critère de jugement principal et les récidives de tentatives de suicide comme mesure secondaire après 18 mois de suivi. Dans la plupart des cas, les personnes étaient satisfaites d'être inclus dans l'enquête et les appels téléphoniques de suivi, en particulier les habitants des îles éloignées. Les femmes étaient plus régulières dans leur participation au suivi que les hommes.

Les principaux résultats montrent que, dans le groupe BIC, comparativement au groupe TAU, aucun décès par suicide n'a été observé. De plus, certains sujets semblent avoir moins de récidives de tentative de suicide dans le groupe BIC, ceux qui ont bénéficié d'un suivi psychiatrique et/ou psychologique associé au dispositif BIC. Dans ce cas, le dispositif BIC semble renforcer les effets positifs de la prise en charge par les cliniciens, que ce soit par le biais de la psychoéducation et/ou des contacts téléphoniques. Le dispositif

BIC pourrait rendre plus conscients les patients de la nécessité d'un traitement médicamenteux ou de soins psychologiques ou être un moyen pour garder plus de sujets dans une démarche de soins psychiatriques/psychologiques. Nous avons également constaté que les personnes ayant des antécédents de tentatives multiples (supérieur ou égal à 3) avaient également un risque diminué de récidives de tentative de suicide dans le groupe BIC comparés à TAU.

Les résultats suggèrent qu'une brève séance d'information assorties de contacts systématiques à long terme après la sortie peuvent avoir une influence variable sur la prévention des décès par suicide dans certains sous groupes de patients. Des résultats similaires aux nôtres ont été retrouvés dans certains pays de l'étude l'OMS SUPRE-MISS [17] qui utilisait le même protocole alors que dans d'autres pays, les résultats étaient inverses. Le fait qu'il y ait ou pas combinaison de BIC avec un suivi psychiatrique peut expliquer ces résultats contradictoires entre les sites d'inclusion de divers pays. Lors de l'étude, cet item de *« suivi médico-psychologique »* n'avait pas été noté. Comme on peut le voir dans le tableau 4, les récidives de tentatives de suicide dans le groupe BIC comparé au groupe TAU étaient plus nombreuses au Brésil et en Iran (comme en Polynésie française), tandis que dans d'autres Pays, on retrouvait moins de récidives de tentatives (Sri Lanka, Inde, Chine). Or, en Inde, au Sri Lanka et en Chine « le traitement habituel d'une tentative de suicide est limité à la gestion somatique et il n'existe pas d'évaluation ou de traitement psychiatrique ou psychologique, ou même une simple assistante sociale [23]. Dans les conditions locales de ces 3 derniers pays, le traitement comme à l'habitude est proche de l'absence totale de prise en charge ; l'effet du dispositif BIC semble donc plus évident. En Polynésie française, comme au Brésil ou en Iran, la plupart des suicidants admis aux urgences ont une évaluation psychiatrique (près de 100 % en Polynésie française), et environ 50 % sont hospitalisés (généralement entre 1 jour et 1 semaine) pour des soins de courte durée de la crise suicidaire. Environ 65 % auront un suivi par un psychiatre ou un psychologue après la sortie de l'hôpital [24]. Cela indique que la plupart des sujets du groupe TAU en Polynésie française ont déjà un soutien fréquent à la suite d'une tentative de suicide. Dans ce cas, l'effet de BIC est moins contrasté par rapport à TAU et l'effet de BIC est renforcé lorsqu'il est combiné avec le suivi psychiatrique.

Tableau 4 : Pourcentage et nombre de sujets ayant répété une TS aprés 18 mois de suivi en PF et dans les 5 sites de SUPRE – MISS

	BIC			**TAU**		
	Hommes	**Femmes**	**Total**	**Hommes**	**Femmes**	**Total**
Polynésie Française	35% (8/23)	35% (16/46)	35% (24/70)	25% (6/24)	33% (17/51)	31% (23/75)
Campinas (Brésil)	19% (4/21)	34% (17/50)	30% (21/71)	12% (3/25)	18% (7/39)	16% (10/64)
Chennai (Inde)	3% (5/148)	2% (3/153)	3% (8/301)	6% (7/125)	7% (10/135)	7% (17/260)
Colombo (Sri Lanka)	2% (1/54)	3% (2/76)	2% (3/130)	6% (3/53)	3% (2/68)	4% (5/121)
Karaj (Iran)	17% (19/109)	7% (14/194)	11% (33/303)	12% (14/118)	8% (14/180)	9% (28/298)
Yuncheng (Chine)	6% (1/17)	0% (0/41)	2% (1/58)	0% (0/19)	0% (0/38)	0% (0/57)

Pour ce qui est des personnes souffrant de troubles de la personnalité, elles semblent être plus à risque de rechute dans le groupe BIC comparativement au groupe TAU, comme si le suivi téléphonique réactivait les idées suicidaires. Il est également possible que ces personnes effectuent une nouvelle tentative de suicide comme un moyen d'attirer encore plus d'attention et de soins, sachant qu'on se préoccupe régulièrement de leurs idées de suicide; ceci peut agir comme un renforcement positif de leurs conduites suicidaires. Ceux qui avaient des antécédents d'abus sexuels ont également moins bien bénéficié de l'intervention, les contacts renforçaient là aussi le risque de passage à l'acte suicidaire (mais avec une moindre sévérité des nouvelles tentatives de suicide, aucun décès n'ayant été constaté), peut-être par une réactivation du psycho-traumatisme.

L'étude multi-sites est toujours en cours dans la région Asie/Pacifique et la taille de notre échantillon étant encore restreinte, nos résultats doivent être pris avec précaution. L'étude comporte d'autres limites, notamment le taux élevé de perdus de vue dans les deux groupes BIC et TAU. La principale raison en est l'utilisation par les sujets de cartes de téléphonie mobile qui possèdent une date d'expiration. Cette situation est problématique parce qu'elle pourrait conduire à une sous-estimation du taux de récidive de tentatives de suicide ou de décès par suicide dans le groupe contrôle TAU, dans lequel le taux de perdus de vue est plus important. Comme indiqué plus haut, nous avons tenté de limiter ce biais en améliorant le recueil d'informations par d'autres sources. Des vérifications ont été faites à partir de la base de données AS400 de l'hôpital, qui enregistre toute les admissions (et donc celles pour tentatives de suicides), et les fichiers du procureur, dans lesquels tous les suicides font l'objet d'une enquête de police judiciaire systématique.

En outre, l'échantillon est potentiellement affecté par des problèmes de sélection des individus selon la répartition géographique de la population. Les sujets inclus dans l'étude habitaient plus souvent sur l'île de Tahiti sur laquelle est localisée le Centre Hospitalier de Polynésie française. Cette barrière physique pouvait freiner la recherche de soins en cas de nécessité. Lors du suivi téléphonique, il était plus difficile de se connecter avec les personnes résidant en dehors de l'île principale de Tahiti, moins souvent équipées en téléphone fixe et ayant plus souvent des problèmes de couverture de réseau mobile. Considérant ces éléments, le programme de suivi par téléphone de patients après une tentative de suicide, pour être une stratégie efficace pour diminuer les récidives de tentative de suicide et suicides dans les îles éloignées de Polynésie française, doit pouvoir améliorer le maintien du contact, par exemple un contact direct en face à face, ou un contact physique lors de soins corporels par exemple.

La sortie rapide des patients du Service d'urgence était un obstacle important pour l'inclusion de ceux-ci dans l'étude. Un nombre significatif de patients (10 %) inclus dans le groupe BIC ont quitté l'hôpital avant l'intervention psycho-éducative, c'est pourquoi ils ont du être exclus ; au final, il y avait un peu moins de patients inclus dans ce groupe BIC (n=90) que dans le groupe TAU (n=100).

En Polynésie française, l'étude START a montré que les tentatives de suicide sont souvent réactionnelles à des problèmes de relations affectives dans le couple (séparation) ou la famille [24]. La nature impulsive des comportements suicidaires, et le fait que beaucoup d'entre eux peuvent être déclenchés par des facteurs extérieurs rendent la planification des interventions préventives particulièrement difficile. L'éducation et la sensibilisation de la communauté sur le suicide et ses facteurs déclenchants peut être un moyen de résoudre ce problème. Cependant, ce type d'approche préventive au niveau de la population générale nécessite un effort à long terme et des ressources humaines conséquentes. Il est plus rentable de se focaliser sur des populations cibles, telles que celle ayant des antécédents de tentatives de suicide, mais le dispositif BIC devrait être adapté culturellement. Il est à noter toutefois que régulièrement, lors des interventions de l'association SOS Suicide auprès du grand public, des personnes qui ont déjà fait des tentatives de suicide se présentent aux bénévoles et ne sont pas toujours connues des services de santé. Etant donné qu'une majorité de participants se sont déclarés satisfaits du soutien à long terme fourni par les interventions téléphoniques et que certains sous groupes de patients sont bons répondeurs, il est justifié de poursuivre les recherches sur ce type de dispositif BIC en ajoutant peut-être un complément d'intervention : un contact physique et non téléphonique pour une meilleure maîtrise du stress et de l'impulsivité, une combinaison avec les moyens existants de suivi médico-psychologique dans le pays.

5. *Conclusions*

Les résultats du composant 2 de l'étude START suggèrent, bien qu'ils soient non statistiquement significatifs, que le dispositif BIC peut être efficace dans la prévention du suicide et même des récidives de tentatives de suicide pour certains sous groupes de patients. Le dispositif BIC a été plus efficace pour ceux qui avaient un suivi psychiatrique combiné au dispositif BIC et ceux qui avaient des antécédents de tentatives de suicide multiples. Les personnes qui ont moins bien répondu au dispositif BIC avaient un diagnostic de trouble de la personnalité ou des antécédents d'agression sexuelle avant d'entrer dans l'étude. Ces résultats montrent la nécessité de mener des recherches plus poussées sur les sous-groupes de patients bons répondeurs afin de comprendre comment et pourquoi ce dispositif BIC est efficace ou pas. Un moyen d'améliorer l'intervention, comme suggéré dans une recherche récente, est d'utiliser une combinaison de différentes stratégies de contact, comme l'utilisation de cartes de crise pour les primo-suicidants et de cartes postales [25] [26] ou permettre aux sujets d'appeler une ligne de crise tenue par des bénévoles [27] ou par des professionnels [28], en particulier pour les patients souffrant de troubles psychiatriques ou de la personnalité. Pris dans leur ensemble avec les résultats de l'expérience START en Polynésie française, on peut émettre l'hypothèse que ce type d'approche par interventions multiples pourrait gagner en efficacité en intégrant des soins complémentaires bien acceptés culturellement, comme le soutien par la communauté religieuse ou la médecine traditionnelle (telle que l'aromathérapie *taraumi*) associés à un suivi psychiatrique/psychologique moderne. L'étude START, basée sur de solides données épidémiologiques [29], peut être particulièrement pertinente en tant que stratégie à faible coût pour la prévention des conduites suicidaires dans des pays où les soins spécialisés offerts aux patients souffrant de crises suicidaires, avec ou sans troubles mentaux, sont limités.

6. Références

1. World Health Organization (2008). Global Burden of Disease 2004. Accessed 17th 2011 from http://www.who.int/evidence/bod.
2. De Leo D, Milner A, Xiangdong W (2009) *Suicidal behavior in the Western Pacific Region : characteristics and trends*. Suicide Life Threat Behav 39 : 72-81.
3. Amadéo S (2010) *Prevention du suicide : des pays nordiques à l'Asie/ Pacifique*. In Ph Courtet (ed) : *Suicides et tentatives de suicide.* Ed Médecine-Sciences/Flammarion, Paris, pp 240-248.
4. Durkheim (1897) *Le suicide*. Puf ed. Paris
5. Motto JA (1976) *Suicide prevention for high-risk persons who refuse treatment.* Suicide Life Threat Behav 6 : 223-30.
6. De Leo D, Carollo G, Dello Buono M (1995) *Lower suicide rates associated with a tele-help/tele-check service for the elderly at home.* Am J Psychiatry 152 : 632-634.
7. Motto JA, Bostrom AG. (2001) *A randomized controlled trial of postcrisis suicide prevention*. Psychiatr Serv 52 : 828-33.
8. De Leo D, Dello Buono M, Dwyer J (2002) *Suicide among the elderly : the long-term impact of a telephone support and assessment intervention in northern Italy*. Br J Psychiatry 181 : 226-229.
9. Fleischmann A, Bertolote JM, Wasserman D et al (2008) *Effectiveness of brief intervention and contact for suicide attempters : a randomized controlled trial in five countries.* Bull World Health 86 : 703-709.
   Pan YJ, Chang WH, Lee MB, Chen CH, Liao SC, Caine ED (2012) *Effectiveness of a nationwide aftercare program for suicide attempters.* Psychological Medicine Available on CJO 2012 dot : 10. 1017/ S0033291712002425
10. Carter GL, Glover K, Whyte IM, Dawson AH, D'Este C (2005) *Postcards from the EDge project : randomised controlled trial of an intervention using postcards to reduce repetition of hospital treated deliberate self-poisoning.* BMJ 331 : 805.
11. Vaiva G, Ducrocq F, Meyer P, et al. (2006) *Effect of telephone contact on further suicide attempts in patients discharged from an emergency department : randomised controlled study.* BMJ 332 : 1241–1245.
12. Carter GL, Glover K, Whyte IM, Dawson AH, D'Este C (2007) *Postcards from the EDge project : 24 months outcomes of a randomised controlled trial for hospital treated self-poisoning.* Br J Psychiatry. 191 : 548-553.

13. Beautrais AL, Gibb SJ, Faulkner A, Fergusson DM, Mulder RT (2010) *Postcards intervention for repeat self-harm : randomised controlled trial.* Br J Psychiatry 197 : 55-60.
14. Hassanian-Morghaddam H, Sarjami S, Kolahi AA, Carter GL (2011) *Postcards in Persia : randomised controlled trial to reduce suicidal behaviours 12 months after hospital-treated self-poisoning.* Br J Psychiatry 198 : 309-316.
15. Cebrià AI, Parra I, Pàmias M, Escayola A, García-Paré s G, Puntí J, Laredo A, Vallès V, Cavero M, Oliva JC, Hegerl U, Pérez-Solà V, Palao DJ (2012) *Effectiveness of a telephone management programme for patients discharged from an emergency department after a suicide attempt : Controlled study in a Spanish population.* Journal of Affective Disorders. Published online 6 December 2012. doi : 10.1016/j.jad.2012.11.016.
16. Cedereke M, Monti K, Fonagy P (2002) *Telephone contact with patients in the year after a suicide attempt : does it affect treatment attendance and outcome ?* A randomised controlled study. EUR Psychiatry 17, 82-91.
17. Bertolote JM, Fleischmann A, De Leo D et al. (2010) *Repetition of suicide attempts : data from emergency care setting in five culturally different low-and middle – income countries participating in the WHO SUPRE-MISS Study.* Crisis 31 : 194–201.
18. Robinson J, Yuen HP, Gook S, Hugues A, Cosgrave E, Killackey E, Baker K, Jorm A, McGorry P, Yung A (2012) *Can receipt of a regular postcard reduce suicide-related behaviour in young help seekers ?* A randomized controlled trial.Early Interv Psychiatry 6 (2) : 145-52.
19. Millner A, McClure R, De Leo D (2012) *Globalization and suicide. An ecological study across five regions of the world.* Archives of Suicide Research. 16 : 238-249.
20. De Leo D, Burgis S, Bertolote JM, Kerkhof AJM, Bille-Brahe U (2006) *Definitions of suicidal behaviour. Lessons learned from the WHO/EURO Multicentre Study on Suicidal behaviour*. Crisis 27 : 4-15.
21. Kerkhof A, Bernasco W, Bille-Brahe U, Platt S, Schmidtke A (1999) *European parasuicide study interview schedule* (EPSIS). In : Bille-Brahe U (ed). *Facts and figures : WHO/EURO* WHO Regional Office for Europe : Copenhagen.
22. Schmidtke A, Bille-Brahe U, DeLeo D, Kerkhof A, Bjerke T, Crepet P, Haring C, Hawton K, Lönnqvist J, Michel K, Pommereau X, Querejeta I, Phillipe I, Salander-Renberg E, Temesváry B, Wasserman D, Fricke S, Weinacker B, Sampaio-Faria JG (1996) *Attempted suicide in Europe : Rates, trends and sociodemographic characteristics of suicide attempters*

during the period 1989-1992. Results of the WHO/EURO Multicentre Study on Parasuicide. *Acta Psyhiatrica Scandinavica* 93, 327-338.

23. Vijayakumar L, Shujaath Ali ZS, Deravaj P, Kesavan K (2011) *Intervention for suicide attempters : A randomized controlled study.* Indian J Psychiatry 53 (3) : 244–248.
24. Amadéo S, Malogne A, Rereao M, Favro P, Nguyen NL, Jehel L, Milner A, Kolves K, De Leo D (submitted) *Suicides and attempted suicides in French Polynesia : results of START WHO survey, implications for prevention in the Pacific Islands.*
25. Vaiva G, Walter M, Arab A, Courtet P, Bellivier F, Demany AL, Duhem S, Ducrocq F, Goldstein P, Libersa C (2011) *Algos : the development of a randomized controlled trial testing a cases management algorithm designed to reduce suicide risk among suicide attempters.* BMC Psychiatry 11 : 1.
26. Luxton DD, June JD, Comptois KA. (2013) *Can postdischarge follow-up contacts prevent suicide and suicidal behaviour?* A review of the evidence. Crisis 34 : 32-41.
27. Coverney CM, Pollock K, Armstrong S, Moore J (2012) *Caller's experiences of contacting a Nationale suicide prevention helpline.* Crisis Available on dx.doi.org/10. 1017/a000001
28. Pham-Scottez A (2010) *Évaluation de l'efficacité d'une permanence téléphonique sur l'incidence des tentatives de suicide des patients borderline.* Annales Médico-Psychologiques, 168 : 141-144.
29. De Leo D, Milner A, Fleischmann A, Bertolote J, Collings S, Amadeo S, Chan S, Yip P, Huang Y, Saniel B, Lilo F, Lilo C, David AM, Benavente B, Nadera D, Pompili M, Kolves KE, Kolves k, and Wang x. *The WHO START Study Suicidal Behaviors Across Different Areas of the World* (2013) *Crisis*. DOI : 10.1027/0227-5910/a000193.

2e partie :

Histoires vraies de trajectoires suicidaires

Les cas cliniques du Dr Stéphane Amadéo qui vont suivre concernent des passages à l'acte suicidaire qui ont été réalisés dans le contexte polynésien. Ces cas reflètent aussi la diversité ethnique et culturelle de la Polynésie française. Nous avons bien sur obtenu l'accord des personnes et de leurs familles pour exposer ces cas dans un but de prévention.

Brian

La conception du suicide comme réponse à une souffrance insupportable a été développée par plusieurs psychothérapeutes, dont Schneidman, fondateur du premier centre de prévention du suicide à Los Angeles[2]. Cette souffrance morale appelée *« psychache »* serait liée à des besoins physiologiques frustrés. L'histoire qui va suivre, celle de Brian, évoque le long chemin vers le *« choix »* du suicide clairement lié à cet état de souffrance psychique, de mal-être, qui s'est progressivement mué en dépression aggravée par une consommation régulière de cannabis local (*pakalolo*). Dans le cas de Brian, bien qu'il y ait eu des éléments de fragilité dans son histoire familiale (avec une séparation parentale précoce), on ne retrouve pas de facteur déclencheur précis du passage à l'acte telle qu'une perte brutale avec des deuils réels ou symboliques, une rupture sentimentale, ou une brouille familiale. L'acte était hautement

2. Schneidman, 2008, *Le tempérament suicidaire*. Ed. De Boeck, Bruxelles.

imprévisible et pourtant prémédité depuis plusieurs mois, comme le montrera son journal intime. Ce cas illustre ce que la lente progression d'une dépression peut comporter de délétère, quand elle est renforcée par une sévère addiction au cannabis (et parfois son sevrage), comme facteur suicidogène pernicieux; il montre aussi combien il est difficile de repérer des idées de suicide dans le contexte d'une île polynésienne où toute souffrance peut sembler se diluer dans la tiédeur des lagons turquoises, où un acte d'une telle violence envers soi est impensable par l'entourage et même par les professionnels qui sont au demeurant fort peu nombreux (dans ce cas, une seule consultation de psychiatre mensuelle surchargée et pas de psychologue – la situation s'est améliorée depuis – mais dans d'autres îles la situation est pire avec l'absence totale de ressource humaine spécialisée dans le repérage et la prise en charge des suicidaires).

Brian est un jeune homme âgé de 20 ans au moment où il consulte un psychiatre pour *« des problèmes de mémoire »*; cette consultation est faite à sa demande (sans doute induite par ses parents).

Sur le plan familial, il est fils unique d'origine métropolitaine, de parents séparés alors qu'il était âgé de 5 ans. Son père a eu un enfant d'un second lit, et sa mère trois autres enfants, deux garçons d'un premier lit, âgés de 27 et 23 ans tous deux étudiants en Métropole, un garçon âgé de 10 ans issu d'un 3e lit vivant avec la mère; la mère est en couple avec un nouveau compagnon lui même père d'un garçon de 12 ans.

Les parents sont tous deux d'un niveau intellectuel élevé. La mère est psychologue de formation mais n'exerce pas, le père est à l'époque fonctionnaire outre mer.

Le jeune homme avait des résultats scolaires satisfaisants et souhaitait poursuivre des études de vétérinaire, projet avec lequel le père n'était pas d'accord… C'est pourquoi Brian a quitté ce Pays où il avait obtenu un DEUG de biologie (il habitait alors en co-location avec un autre étudiant), pour préparer par correspondance le concours de vétérinaire. Les parents n'avaient plus de relation entre eux, plus de communication.

Il est accompagné par sa mère lors de la consultation. Celle-ci a remarqué des éléments inquiétants depuis son arrivée récente en Polynésie, à son domicile. Il résidait depuis peu dans une île de la Société, après avoir rejoint sa mère elle–même ayant suivi son nouveau compagnon dans cette île un an et demi plus tôt. Sa mère le trouvait triste, de plus en plus renfermé et parfois bizarre, voire persécuté, angoissé surtout en groupe. Il n'était pas noté de trouble psychiatrique majeur lors de cet entretien, en dehors d'une consommation régulière de cannabis depuis deux ans, avec un arrêt récent une semaine auparavant. La mère, psychologue de formation bien que n'exerçant pas, avait repéré également des éléments de phobie sociale. Le psychiatre quand à lui, bien que d'accord sur ce point, n'avait pas considéré que cela justifiait un suivi psychiatrique.

En effet, le jeune semblait s'adapter progressivement à son nouveau cadre de vie et participait à de nombreuses activités sportives. Il n'avait à aucun moment exprimé d'idées de suicide, alors que son journal intime révélait que ces idées étaient bien présentes à ce moment là (mais non explorées). À la suite de cette consultation plutôt rassurante, la mère et son compagnon sont partis en vacance en Métropole pendant un mois, le laissant seul mais communicant régulièrement avec eux par mails; à la lecture de ces mails, rien ne laissait présager son geste. Il a attendu le retour de sa famille pour réaliser sa tentative de suicide qui est survenue trois mois après cette consultation.

Il se tire deux balles en caoutchouc dans la tête vers 6h30 du matin dans la maison en construction de sa mère. Il est retrouvé à 10h30 par un tiers, alors que la famille venait d'arriver de Métropole sur l'île de Tahiti. Il est alors hospitalisé en urgence en réanimation, mais non opéré du fait des risques pour ses fonctions supérieures. À la suite d'un bref séjour en réanimation au cours duquel il restera dans le coma pendant une semaine, puis lors de son réveil, il restera mutique, *« bloqué »*, et parfois opposant (en particulier avec le personnel soignant masculin).

Il est hospitalisé en psychiatrie et c'est à ce moment-là que sa problématique suicidaire est vraiment prise en charge. Durant l'hospitalisation, il bénéficiera d'un bilan neuro-psychologique pour évaluer les fonctions supérieures, les balles ayant endommagé les régions temporales et pariétales droites. Il se plaint alors de troubles mnésiques, d'une désorientation temporelle, ainsi que de problèmes visuels altérant ses capacités d'attention. Son QI est évalué à 106, donc légèrement supérieur à la moyenne et abaissé par rapport à son niveau antérieur supposé à 125. Les conclusions du bilan mettent en évidence une altération de la mémoire épisodique verbale et visuelle, une réduction de la vitesse de traitement de l'information, un trouble attentionnel, de légères difficultés de reconnaissance visuelle. Au total, des fonctions globalement préservées, avec une modification de la personnalité et du comportement probablement consécutives aux lésions temporales et frontales.

Le père est reçu quelques jours plus tard; il était alors au moment du geste de Brian sur la même île que lui, en compagnie de sa nouvelle compagne originaire de la même île. Il explique qu'il va demander sa mutation en Polynésie au cours de l'année. Selon lui, Brian avait confié à sa belle-mère avant son départ de son île d'origine sa souffrance, son malaise intérieur, son sentiment de dévalorisation/dépréciation; il voulait se refaire des connaissances…

Lors de son arrivée en psychiatrie, il se remet à parler malgré une légère paralysie de la lèvre supérieure droite. Ses propos sont parfois cohérents, parfois sub-délirants, avec quelques hallucinations visuelles. Il manifestait alors le désir de vivre à nouveau, regrettait son geste.

Mais, après deux semaines d'hospitalisation, il est transféré en Métropole dans une unité spécialisée dans la rééducation des cérébro-lésés.

Un an plus tard, il est de retour à Tahiti, semblant aller beaucoup mieux. Pourtant, il aura un nouvel épisode suicidaire, qui cette fois sera plus réactionnel à ses difficultés à reprendre le cours normal de sa vie et de ses études notamment, du fait de ses séquelles neuro-cognitives. Cette fois-ci, il sera rapidement hospitalisé et passera la crise suicidaire sans heurt. Il est maintenant épanoui, s'est marié, après avoir terminé ses études et monté une société aux Philippines et projette de rentrer vivre à nouveau en Métropole...

La famille nous a confié lors de l'hospitalisation de leur fils un écrit – que le patient nous a autorisé à lire puis à en publier des extraits – intitulé *« pourquoi vivre »*, journal débuté un mois avant le passage à l'acte suicidaire, qui retrace son cheminement intellectuel et rédigé dans le but d'atténuer les souffrances de ceux qui restent, de leur permettre de comprendre le geste : *« cela fait plusieurs mois que j'ai pris ma décision, mais j'attendais que vous reveniez pour m'exécuter... Chère maman... il n'y a ni peur, ni regret dans ma décision. Je partirai juste le cœur terriblement attristé par les peines et souffrances que je vais vous causer, mais également avec un sentiment de sérénité et de soulagement... Concernant mon frère, j'ai décelé une faiblesse psychologique telle que je m'inquiète pour lui... Tu lui voileras la vérité, prétextant un voyage pour les études ou ce que tu trouveras de mieux... »*

Nous décripterons cet écrit à la lumière du psychiatre, en faisant ressortir les éléments de souffrance présents et en essayant d'analyser s'ils correspondent le cas échéant à un trouble psychiatrique ou de la personnalité.

L'angoisse et un sentiment de dévalorisation proche de la dépression : *« j'ai une forte angoisse, un sentiment d'infériorité, de me détester, d'être fatigué de ma propre personne, de me blottir dans un autre monde, ma bulle. Je ne sais rien, je ne sais pas où je vais, si ce n'est vers la mort, que je n'ai jamais redouté, jamais craint »*.

Un sentiment de vide et d'ennui, que l'on peut rattacher à une dépression profonde ou à des éléments symptomatiques d'une personnalité borderline : *« Je n'ai jamais vraiment vécu, on m'a fait des projets, mais je n'ai jamais réfléchi par moi-même... je n'ai jamais eu la force de m'affirmer. J'aurais voulu être invisible... J'ai honte d'être un homme »*.

La perte de motivation, affect dépressif là aussi avec : *« l'impression d'être sans vie, éteint, vide, glacé... Je n'attends plus rien de la vie... je ressens une perte des sens généralisée... »*.

La perte de plaisir, l'émoussement des sens : *« Le goût amer que me laisse la vie, même dans un cadre tropical merveilleux, est la plus écœurante des sensations. C'est de ne pas pouvoir profiter du cadre qui nous entoure parce que l'on est écrasé par une montagne de craintes, de peurs d'autrui et du regard des autres, d'angoisses et d'appréhensions. Mes seuls plaisirs réels sont ceux qui sont individuels, personnels, presque égoïstes. L'endroit où je me sens le mieux, c'est la mer, car je suis coupé du monde terrestre, des humains, il n'y a plus de pesanteur, plus de contrainte et il n'y a personne à part une faune charmante et éblouissante. C'est un endroit magique où je me retrouve seul à déguster les délices de la nature... j'avançais aveuglement dans ce monde pitoyable... Je n'ai jamais pris de décision importante dans ma vie, ce sera ma première et ma dernière... »*

L'idéation et la planification suicidaire concernant les méthodes : *« dans un premier temps, je préférais rejoindre l'au delà (par la grâce d'un accident de plongée par exemple) mais ça aurait été vous mentir, vous tromper. J'ai donc opté pour l'hémorragie, en considérant les faibles probabilités d'échec et l'aspect non négligeable des faibles souffrances »*.

On peut faire l'hypothèse que la souffrance psychique du sujet est devenue une dépression suicidaire renforcée à la fois par le syndrome amotivationel et des idées de persécution provoquées par la consommation de cannabis, puis une majoration de ses angoisses lors du sevrage brutal de *pakalolo* sur un fond de personnalité hypersensible. Mais il semble aussi qu'intervienne ici le paradoxe du paradis tropical avec une certaine exacerbation du sentiment de tristesse et de malaise comme si le contraste s'accentuait entre le vécu négatif intérieur et la beauté extérieure. Un peu comme dans les périodes de fête, pourvoyeuse de nombreux suicides, où l'exacerbation du sentiment de solitude est amplifiée par le bonheur des autres...

Terii, l'homme à la voiture de Hawaii (contact skype).

Ce jeune homme a fait une tentative de suicide gravissime en se précipitant avec sa voiture du haut d'une montagne. Hospitalisé puis suivi un certain temps, il sera perdu de vue et réhospitalisé quelques années plus tard lors de nouvelles tentatives de suicide, toujours impulsives et graves, réalisées dans un contexte de difficultés relationnelles. Ce patient a pu bénéficier d'un suivi téléphonique par Skype alors qu'il était parti poursuivre ses études à Hawaii et a fini par trouver un certain équilibre dans la rédaction de poésies qu'il écrit lorsqu'il se sent mal. En voiçi un exemple :

« l'Amour n'est jamais trop loin ou jamais assez loin
On ne peut jamais prédire quand il va frapper à votre porte
Il est imprévisible et il vous prend lorsque vous vous sentez déprimé

Une chose est certaine,
Le temps est le Bâtard égoïste qui attend jamais ni ne revient
Quand le temps passe, il prend tout avec lui et ne regarde pas en arrière

Nous oublions de prendre notre temps pour vivre, prendre le temps d'aimer et prendre notre temps pour dire Je t'aime »

Ieng

Ieng est un homme d'origine chinoise, âgé de 35 ans, employé dans une entreprise. Il est l'aîné d'une fratrie de 3 enfants, mais vit toujours chez ses parents, contrairement aux autres enfants qui ont fait leur vie.

Il se présente à la consultation, vêtu de façon faussement décontractée en short et savate (*« à la tahitienne »*), le visage affichant un sourire crispé, accompagné par son père, à l'origne de la demande de soin et qui s'inquiète beaucoup de la santé de son fils. Celui-ci répète qu'il veut partir dans la montagne et disparaître, comme l'a fait un vieil homme chinois, histoire rapportée par les journaux. Il est calme, coopérant, en demande d'aide bien qu'il pense que *« rien ne pourra changer son intention »*…

Il est donc adressé en consultation par sa famille, après contact direct avec le psychiatre par un ami de la famille, pour des symptômes anxieux liés aux chaussures de sécurité dont le port est devenu obligatoire dans son travail. Il ne supporte pas de les porter et a été mis en arrêt de travail pour cette raison, ce dont il se culpabilise énormément.

Il avait déjà été adressé en consultation spécialisée une première fois, 3 ans plus tôt, par son médecin généraliste pour les mêmes raisons, c'est-à-dire une visite de l'inspecteur du travail qui recommandait fortement l'usage de chaussures de sécurité, mais sans qu'il y ait eu de suite. Le psychiatre notait alors *« un tableau de phobies associées à de la timidité et de l'anxiété »*. Une amélioration était constatée sous alprazolam (bezodiazépine anxiolytique) et zopiclone (hypnotique).

À l'issue de cette consultation, il est hospitalisé pour évaluation diagnostique et thérapeutique, car les idées de suicides, bien que non évoquées par Ieng, semblent sous-jacentes. Une prise en charge psychologique et médicamenteuse est entreprise avec un traitement antidépresseur et anxiolytique.

À sa sortie, une reprise du travail est acceptée avec ses chaussures de sécurité, pendant un mois, période au cours de laquelle l'employeur dira qu'il s'était parfaitement adapté à son milieu avec les nouvelles chaussures Mais il revient avec le même tableau, et cette fois, il parle ouvertement de suicide. Il ne supporte plus ses chaussures, ni son aspect vestimentaire, ni son apparence (ses fesses plates). Il voulait se perdre dans la montagne et a été intercepté dans son action par son père alors qu'il avait chaussé des tennis pour réaliser son projet.

Ieng explique qu'il ne veut plus porter ces chaussures-là, car elles lui font *« des pieds d'éléphant »*. Ieng semble obsédé par son apparence, selon son expression, il se *« mire »* dans la glace au moins une heure par jour et se trouve différent des autres, il qualifie son corps de *« pas assez souple »*, *« pas assez musclé »* et de *« difforme »*. Il est obsédé également par les vêtements et la silhouette qu'ils lui font.

Ses obsessions sont devenues handicapantes, le patient ne supporte pas de se promener seul en ville du fait du regard des autres, ou doit être accompagné par sa mère ; de même, il arrive plus d'une heure en avance tous les matins afin d'être sûr d'être le premier au travail pour que personne ne le voie marcher entre le parking et l'entrée de son entrepôt. Il ne supporte plsu les remarques de ses collègues de travail.

Il explique qu'il ne peut pas continuer comme ça, parfois, il pense encore partir en montagne pour se laisser mourir de faim car il se dit *« pas assez courageux »* pour passer à l'acte d'une façon plus active.

Maintenant le suicide est devenu une obsession. Il ne veut *« plus jamais travailler »* et demande une mise en invalidité, seule alternative au suicide.

Ieng présente, depuis l'adolescence, de traits de personnalité marqués avec inhibition, évitement des activités sociales sous-tendu par une mésestime de soi. On retrouve également d'autres éléments anxio-phobiques : un besoin permanent d'être rassuré, de déléguer ses responsabilités aux parents, une peur excessive d'être seul.

Lorsqu'on l'intérroge plus en détail, on note que les troubles anxieux et phobiques étaient déjà présents trois ans avant la crise suicidaire actuelle lors de sa première consultation :

- Peur irrationnelle du regard des autres.
- Conduites d'évitement des situations phobogènes
- Conduites de réassurance : impliquant une personne contra-phobique

(parents) et donc des bénéfices secondaires (accompagnement).

- Peur, à l'origine d'un sentiment de détresse et d'un important retrait social, concernant le port de chaussures de sécurité sur le lieu de travail. C'est la situation (porter les chaussures) qui est phobique et non les chaussures. Cette peur est à rattacher à l'impression que ses pieds sont difformes (dysmorphophobie).
- Surinvestissement des processus de pensée (ne peut *« s'empêcher de penser »*), idée obsédante et intrusive concernant son corps, ses vêtements, ses chaussures. Il semble reconnaître que ces idées sont excessives, mais dit que pour lui, c'est une *« nécessité »*. Cependant, le sujet dit ne pas faire d'efforts pour réprimer ou ignorer ces pensées : il dit que ça *« défile »* et qu'il n'y peut rien.

Ces troubles sont toujours présents lors de l'entretien, mais il est apparu une symptomatologie différente plus récemment, avec une baisse des intérêts et une humeur triste (il se dit *« malheureux »*), ainsi que d'imortants sentiments de dévalorisation (*« je suis mauvais » « si mes parents avaient su, ils auraient avorté »*). Le sommeil est très fortement altéré (ruminations anxieuses, réveils nocturnes).

Enfin, il s'y ajoute des vécus de dépersonnalisation : contemplation dans le miroir, sentiment de ne pas être comme les autres, dysmorphophobie atypique lié au côté gauche et aux pieds (*« ça a commencé avec le poumon gauche » « du pied gauche au cerveau gauche, ma face gauche a un problème »*). Toutefois, ces vécus de dépersonnalisation semblent se rattacher plus à des vécus anxieux qu'à un véritable syndrome de désorganisation psychotique. Si les éléments anxio-phobiques ne sont pas considérés comme l'indice d'une désorganisation psychotique, l'isolement de Ieng n'a pas non plus de caractère autistique : ses capacités et son activité professionnelles sont maintenues. L'élément déclencheur (la nouvelle directive concernant le port des chaussures) peut expliquer la réactivation de son anxiété, avec des défenses obsessionnelles.

Devant ce tableau, on peut toutefois discuter sur le plan psychiatrique le diagnostic de psychose, du fait de la présence d'autres symptômes d'allure délirante qui ont ponctué son comportement passé. En particulier des idées bizarres : livres ramassés sur le bord de la route et qui, selon Ieng, *« auraient appartenu à des morts »*, nécessité de brûler ces livres pour *« se délivrer du mal »*, *« le mal est en moi »*) avec des préoccupations ésotériques. On apprendra plus tard qu'il avait collecté plus de 600 livres dans sa chambre principalement sur ce thème. Il fait état parfois d'idée de possession (*« ce que j'ai, c'est une possession. D'ailleurs, quand je dis possession, j'ai le cœur qui s'accélère »*), mais il semble que ce soit plus des impressions que de véritables convictions. Il n'y a pas d'adhésion franche à ces idées, ni d'hallucinations, le contact avec la réalité est maintenu. On ne note pas de froideur ou de détachement, ni de trouble de la pensée ou du langage. L'anxiété excessive en situation sociale semble plutôt due à un jugement négatif sur soi qu'à des craintes persécutrices.

Malheureusement, après une phase de stabilisation qui a permis un relais vers un suivi ambulatoire par plusieurs psychiatres libéraux successifs, Ieng s'est donné la mort quelques années plus tard. Malgé tous les traitements médicamenteux proposés et les psychothérapies engagées, de la part de plusieurs professionnels compétents et sérieux, mais aussi malgré un soutien sans faille de sa famille, qui veillait sur lui quasiment en permanence, l'issue fatale n'a pu être évitée. Il ne lui aura fallu que quelques minutes pour se pendre lors d'une nouvelle crise suicidaire, après avoir été laissé seul un petit quart d'heure, juste avant sa consultation.

Comment aurait-on pu éviter cela ? Selon la famille, Ieng était obsédé par le regard des autres au travail, le point de fixation sur les chaussures étant devenu central dans sa vie. Il demandait que ses souffrances s'arrêtent et un dossier d'invalidité (pension AAH) était sur le point de lui être octroyé à juste titre, mais il anticipait le fait de devoir se justifier s'il était convoqué par la commission qui valide l'attribution de ces pensions. Il n'est donc pas certain que l'octroi de cette pension, et donc la fin de la confrontation au milieu du travail, aurait pu suffire. L'approche religieuse a aussi été testée par Ieng et sa famille qui ont eu des entretiens avec un haut responsable religieux, sans résultat évident. La religion a par contre été d'un grand secours pour la famille qui a été, et est toujours accompagné sur ce plan. Des guérisseurs traditionnels ont aussi été consultés, mais là aussi, l'apaisement des idées suicidaires a été de courte durée. La famille reste persuadée toutefois que la dernière crise suicidaire aurait pu être atténuée, et son issue fatale évitée, si le regard de la société avait été plus soutenant, si les idées de suicide et le suicide étaient davantage pris au sérieux *« il ne faut pas se voiler la face devant ce problème, il ne faut pas plaisanter avec ces choses là, il faut parler du suicide »*, pour éveiller les consciences, serais-je tenté d'ajouter. C'est pourquoi la famille a accepté que nous retracions ici cette tragique histoire et je l'en remercie.

Tiva

Tiva est adressé en consultation par les urgences du Centre Hospitalier de Polynésie française suite à une TS à l'arme blanche, dans un contexte d'alcoolisation massive (alcoolémie à 2,7 g) et de disputes avec son père. Il s'agit de 3 phlébotomies superficielles et de deux plaies par couteau sous la gorge ayant nécessité deux points de suture ; il voulait se le planter profondément dans le corps, et sa forte in tention suicidaire ne fait pas de doute.

Les raisons invoquées de son gest sont les suivantes : *« je ne peux pas parler avec mon père, il ne m'écoute pas, il dit tout le temps que je ne sais rien, il a tout le temps peur que je fasse des conneries, comme boire »*. Le père, reçu ultérieurement en entretien familial, apparaît effectivement relativement psychorigide et infantilisant (en réaction au comportement de son fils ?). Il est très malade, et décédera quelques temps plus tard. Le père le décrit comme étant trop fier et orgueilleux, alcoolique (boissons fortes une à deux fois par mois). Il aurait arrêté le *pakalolo* il y a un an. À noter que la mère boit aussi de façon importante.

Sur le plan des antécédents suicidaires, il a déjà commis une 1ère TS par noyade deux ans plus tôt dans une autre île (*« un problème de fille »*, dira t-il). On note également le suicide d'un cousin un an plus tôt.

Lorsqu'on lui demande lors de la consultation s'il pense maintenant à d'autres solutions que le suicide, il répond : *« oui en dehors du couteau, je pense à la gramoxone, le départ dans la montagne et disparaître, ou me perdre dans la mer... »*. Il pense que dans le futur, il *« voudrait partir »*, mais il précise un peu ironique, *« partir de la maison »*, en laissant planer le doute sur ses intentions pour le moins ambïgues.

Tiva est un jeune homme de 18 ans, déscolarisé depuis 2 ans et vivant chez ses parents. Il a 3 demi sœurs et 3 demi frères, il est le deuxième de la fratrie.

Il a été scolarisé jusqu'en 3e à 16/17 ans et n'a pas reçu de formation par la suite. Il s'est ensuite exercé à de petits boulots et s'est *« surtout amusé »*. Il a le projet de s'engager dans l'armée en suivant des formations dans le cadre du service militaire adapté, mais il a souvent reporté ce projet car il ne se sent pas prêt. Par contre, il aimerait avoir un kayak pour pécher : *« je ne veux pas rentrer dans le circuit, je veux une vie facile aux Tuamotu... »*. De temps en temps, il prépare un terrain pour le cultiver avec un désherbant, de la gramoxone.

À l'adolescence Tiva présentait des troubles de la conduite :

- Vol, bagarres
- Violations des règles (école buissonnière, fugue, conduite non autorisée d'une voiture)

Tiva continue aujourd'hui à avoir des traits de personnalité psychopathique :

- Forte impulsivité (TS à répétition, mais aussi hétero-agressivité, il a souvent envie de frapper les gens),
- Irritablité (disputes fréquentes avec son père)
- Irresponsabilité (vit chez ces parents depuis 2 ans, a refusé un travail)
- Absence de remords concernant ses actes.

Mais ses conduites sont actuellement surtout auto-agressives : outre la TS, le patient a des colères contre lui-même où il frappe le mûr, il se brûle avec des cigarettes à la gorge *« juste pour voir ça fait quoi le mal que tu te fais toi-même »*... *« La réponse pour répondre à vos questions, c'est que j'ai peur d'être quelqu'un de dangereux, pour les autres et pour moi »*.

Curieusement, on assiste à une rémission de la plupart de ces conduites délictueuses depuis qu'il s'est fâché avec ses amis, (il y a un an aurait été frappé par eux) et qu'il ne les voit plus.

Au 1er plan on note depuis un an :
• Perte d'intérêt pour le monde extérieur.
• Se dit *« démotivé, découragé »*, lassitude +++
• Difficultés pour s'endormir, réveils nocturnes.
• Fatigue, perte d'énergie.
• Dévalorisation.
• Difficultés de concentration et trous de mémoire.
• Pensées de mort récurrentes avant la TS et toujours présentes.

Dans un second temps sont apparus :
• Idéation méfiante avec parfois un vécu persécutoire : a l'impression qu'on parle souvent de lui dans son dos, que les coups de klaxon en ville lui sont adressés. À arrêté brutalement le sport après avait entendu des jeunes filles se moquer de lui.
• Pense que les gens peuvent lire dans sa pensée, se croit *« transparent »*.
• Une sorte d'influence étonnante des media, sub délirante ou paranoiaque. Il y a peu, a vu à la télévision deux reportages qui faisaient écho à sa vie, et a tout de suite éteint car il se sentait *« filmé à travers la télé »*
• Une perte de la volonté depuis qu'il vit chez ses parents.
• Parfois il entend une voix qui l'appelle, souvent celle de son père ou des bruits bizarres,
• On ne note pas de trouble du langage ni de comportement désorganisé.

Enfin, il a une consommation d'alcool avec signes de tolérance (jusqu'à 5 bouteilles de whisky dans une soirée), qui fait porter le diagnostique de dépendance.

Tiva sera suivi régulièrement quelques temps jusqu'à son intégration dans l'Armée. Il est revu des années plus tard. Il s'est bien intégré dans l'Armée, ne boit plus, n'a plus de conduites suicidaires. La aussi, la résolution de la crise suicidaire a comporté une forte dimension sociale. L'Armée a pu apporter un cadre structurant à ce jeune homme aux traits de personnalité psychopathiques, comme c'est souvent le cas. Malgré des conduites suicidaires utilisant des moyens hautement létaux, et une intention forte, il constitue un exemple pour des jeunes se trouvant dans ce type de situation qu'il existe une vie après la *« presque »* mort.

Thésa

Thésa est une patiente de 34 ans adressée par les lits porte du CHPF pour une TS par injection d'insuline dans un contexte de conflit avec ses enfants et de conjugopathie : elle reproche à ses enfants (en fin d'adolescence) de ne pas s'occuper de leur linge, du ménage, de la faire esclave de la famille et à son mari de ne pas faire attention à elle et d'être trop jaloux. Elle est mère de 4 enfants et mariée depuis l'âge de 20 ans. Elle vit à Tahiti et elle élève avec son époux les deux derniers enfants qui vivent encore à leur domicile. On note de nombreux antécédents suicidaires, un nombre imressionnant de tentatives de suicide (TS) et d'événements avec idéation suicidaire avant le conduitet suicidaire actuelle :

- 1ère TS à l'âge de 16 ans. Elle fugue de la maison paternelle après s'être faite tabassée par son père et fugue dans une autre île. Elle se dit très affectée par le suicide d'un ami proche à qui elle en veut beaucoup de son geste. Elle se taille les veines sur une plage. Elle est récupérée et aidée par des habitants de l'île.
- 2e TS à l'âge de 17 ans. Elle est enceinte d'un homme qui refuse de reconnaître sa paternité, elle se pend, mais est rapidement décrochée par son oncle.
- 3e TS à l'âge de 18 ans. Elle tente de se pendre une nouvelle fois quand elle apprend que son tane l'a trompée. Elle est décrochée par un feti'i (parent).
- 4e TS à l'âge de 19 ans Se trouvant à Papeete, elle saute d'une fenêtre (3 m de haut) alors qu'elle est enceinte de son 2e enfant, une fois de plus après avoir appris que son tane l'avait trompé. Elle est relevée et soignée par des voisins.
- 5e TS à l'âge de 23 ans. Alors en concubinage avec un 2e tane, elle se taille les veines. Elle a du mal à se souvenir pourquoi *« Pourquoi je me suis taillée les veines déjà ? »* Pense qu'elle se sentait délaissée à l'époque.
- 6e TS à l'âge de 25 ans. Elle venait de se disputer avec son mari qui n'avait pas pensé à couvrir la petite dernière avant de sortir, se sentait incomprise et délaissée, elle se saisit d'un grand couteau de cuisine pour se poignarder. Son père alors présent lui prend le couteau puis la gifle violemment.

- 7e TS à l'âge de 27 ans. Elle saute de sa voiture alors qu'elle est en train de se disputer avec son tane. Pas de blessures.
- 8e TS à l'âge de 28 ans. Elle se taille les veines suite à une scène de jalousie de son mari. Elle veut par son geste lui montrer *« qu'il n'y a que lui »*.
- Idéation suicidaire à l'âge de 29 ans. Elle est hospitalisée pour la 1ère fois, pour des idéations suicidaires. Elle avait frappé sa fille et avait par la suite consulté d'elle-même la Maison de l'enfant. Elle voulait être emprisonnée à au centre pénitentiaire de Nuutania car elle se sentait trop dangereuse pour elle et pour ses enfants.
- 9e TS à l'âge de 33 ans. Elle fait une intoxication médicamenteuse volontaire (IMV) suite à une fausse couche. Elle en garde une colère noire *« Aujourd'hui encore, je veux comprendre pourquoi il est mort. Je veux qu'on me dise pourquoi mon fils est mort. »* Elle avale une dose létale d'un médicament sédatif.
- 10e TS à l'âge de 34 ans. La TS actuelle. Elle s'injecte de l'insuline (elle est diabètique), dans un contexte de conjugopathie : elle et son mari se disputent violemment, elle se sent étouffée par son comportement protecteur et le trouve trop jaloux, *« je ne sais pas comment faire pour qu'il ait confiance en moi »*. Elle se sent dévalorésée par ses enfants qui ne l'aident pas... Elle se fait hospitaliser quelques heures plus tard en psychiatrie, evoquant des idées de suicide sans avouer qu'elle était déjà passée à l'acte. Elle est transférée de psychiatrie quelques heures plus tard dans le coma en réanimation.

Les symptomes exprimés par la patiente sont les suivants :
- Sentiment permanent d'être à bout, fatigabilité
- Irritabilité
- Tension musculaire ++
- Crises d'angoisse avec palpitations, sensations d'étranglement, déréalisation, vertiges... La TS a été faite pendant une crise d'angoisse.
- Malheureuse la plupart du temps. Pleure beaucoup.
- Lassitude
- Difficultés pour s'endormir, réveils nocturnes, insomnies du petit matin.
- Perte de poids ces dernières semaines
- Dévalorisation +++
- Ne pensait pas à se tuer les jours précédents (impulsivité très forte). Mais repense passer à l'acte, les pensées de mort sont fréquentes.
- Pendant un mois suite à sa sortie d'hospitalisation et consécutivement au traitement anti-dépresseur :
    - Nuits blanches sans fatigue

- Idées de grandeur (*« je pouvais tout faire »*)
- Communique sans arrêt et avec tout le monde
- Fuite des idées
- Engagement dans plus d'activités
- L'épisode a été stoppé par un changement de traitement.
- Enfin, il y a une consommation d'alcool avec signes d'une tolérance (jusqu'à plusieurs caisses de bière en soirée). A eu une adolescence marquée par la toxicomanie (parents et frères et sœurs fument du cannabis et boivent tous). Elle avait arrêté l'alcool mais a repris récemment.

Sur le plan diagnostic, on peut repérer des traits de troubles de la personnalité de type borderline, avec peut-être un composante de trouble de l'humeur de type bipolaire :

- L'impulsivité et irritabilité au 1er plan ; elle a de fréquentes réactions de colère incontrôlée où elle devient violente.
- La sensation de vide est prédominante. *« Je n'existe pas. J'ai l'impression que personne ne me voit. Parfois, je suis avec les autres et c'est comme si je suis toute seule. Je suis bête. Je parle toute seule. »*
- Une idéation persécutoire en situation de stress. Dès qu'elle se sent débordée à la maison, elle accuse son mari de ne rien faire pour l'aider. Se sent agressée par certains patients ici qui la regardent *« de travers »* lors de l'hospitalisation.
- Vont également dans le sens d'un trouble de la personnalité un vécu abandonnique à l'enfance (*« Mes parents ne se sont jamais occupés de moi, C'étaient des alcoolos, ils n'étaient là que pour les coups ». « C'est moi qui ai élevé mes frères et sœurs »*), une biographie très mouvementée avec notamment de fréquents changements de travail.
- Difficulté à se conformer aux normes sociales et actions susceptibles d'arrestation : bagarres où elle prétend qu'on l'a provoquée, a saccagé l'appartement d'un de ses voisins avec une pioche car il n'avait pas voulu baisser le son, a frappé ses enfants.
- Absence de remords, mécanismes de clivage, en particulier vis-à-vis du mari : *« je le déteste parfois, mais parfois, je me dis que je l'aime. »*
- Besoin excessif d'être admiré (par ses parents, son mari, ses amis).
- Manque d'empathie.
- Pense que tout lui est dû. *« L'assistante sociale, elle m'a dit que nous n'avions pas droit à une aide, mais ma fille, elle veut de nouveaux linges... Comment ça se fait une assistante, elle refuse de donner l'argent pour que ma fille s'achète de nouveaux linges ? C'est pas*

normal. On n'a plus assez de sous, il faut déjà qu'on paye le crédit de la maison et de la voiture, y a plus de sous pour les linges de ma fille. »

- Les variations de l'humeur sont très marquées dans la journée, une instabilité de l'humeur.
- Nombreuses TS et menaces suicidaires.

Ce cas illustre la fréquence des troubles de la personnalité dans les conduites suicidaires à répétition, comme un mode de relation automatique qui souvent conduit à une perception négative de l'entourage, la souffrance du sujet s'effaçant derrière l'aspect théatral et manipulateur de son comportement. Cela induit également une prise en charge difficile. Les contre-tranferts négatifs sont aussi fréquents chez les équipes soignantes et en général, ce ne sont pas les patients *« préférés »* des services de psychiatrie.... Après sa sortie, elle rentre dans le programme de soins préventif START (cf. chapitres précédents) avec rappels téléphoniques. Elle récidivera 18 mois plus tard, juste avant la fin du programme. Il lui est alors proposé des soins à médiation corporelle. Elle dira *« je redécouvre mon corps, je ne savais plus que j'avais un corps, tout était concentré dans ma tête »*. Elle est adressée dans une clinique psychiatrique de métropole qui propose des cures de crénothérapie. Depuis, plus de passages à l'acte avec un recul de 6 ans. Recemment, de nouvelles idéations suicidaires sont apparues, suite à des violences du mari qui a pris sa retraite et ne supporte plus sa présence. Il lui est proposé à nouveau des soins corporels localement, qui semblent particuièrement efficaces au niveau de son impulsivité et de son sentiment abandonique. Elle semble tenir bon....

3e partie :

Actes de la Conférence régionale Asie Pacifique sur la Prévention du Suicide, Tahiti – Juin 2014

I. Le suicide : mythe et réalités en Polynésie au moment de la découverte missionnaire, Christine Perez

La mort *« volontaire »*, un thème omniprésent dans toutes les sociétés anciennes et traditionnelles. Est-il licite de se donner la mort ? Les réponses données dans la réalité de l'histoire et dans les mythes du triangle polynésien au moment de la rencontre missionnaire sont remarquables par le nombre et la diversité. Évidemment, dans le triangle polynésien, l'arrivée des missionnaires et l'évangélisation ont complètement transformé l'approche. Les missionnaires enseignent que la mort volontaire n'est jamais licite. D'ailleurs, aucune distinction entre les morts volontaires : leur condamnation porte sur toute mort choisie de sa propre autorité. La sentence est très nette, absolue : nulle exception, pas même pour le sacrifice.

Dans les mythes, le terme suicide est donc difficile à définir, l'acte est difficile à repérer. Le terme suicide s'applique-t-il à la mort voulue de façon coupable ? Ou doit-il s'entendre de toute mort choisie directement, quand bien même ce serait un sacrifice ? Le suicide au regard de l'Église est une mort volontaire coupable de violation des devoirs envers Dieu, les missionnaires ont même dénoncé la légitimité du sacrifice volontaire chez les peuples qualifiés de *« barbares »*. Ce fut en même temps un moyen de tenter d'éradiquer toutes les références omniprésentes aux héros démiurges, bienfaiteurs de l'humanité, ancêtres des grands lignages et qui continuent à imposer leurs *tapu*. Il faut démontrer aux populations évangélisées encore perturbées par des pratiques si courantes concernant le choix de décider de sa mort, que le suicide, même sacrifice, n'est pas un acte de force, mais un acte d'orgueil.

Mais dans les sociétés anciennes et traditionnelles, le suicide/sacrifice est licite lorsque la mort n'est voulue que pour contrecarrer les conséquences d'une transgression des interdits. Le monde dans lequel vivent les sociétés insulaires à l'arrivée des missionnaires est un monde structuré par la répétition de gestes d'exclusion, par la circonscription des domaines de richesse et de prérogatives ne tirant leur valeur que de leur inaccessibilité et de leur préservation jalouse.

Dans toutes les inventions mythiques, la Mort n'a fait son apparition dans le monde que bien après les créations primordiales ; la mort n'a pas un caractère inévitable et par conséquent aurait pu être évitée sans la responsabilité d'un ancêtre, des formes de démesure (l'*hybris* de l'Antiquité grecque), ou toute une succession d'actions enchaînées inexorables, inéluctables, devant lesquelles l'homme reste impuissant et ne peut que s'en remettre aux esprits supérieurs, aux dieux.

L'énorme production mythique dans l'oraliture polynésienne inspirée par la mort montre une grande unité de croyances, alors que les pratiques et rites pour se protéger des fantômes et convertir les esprits des morts en ancêtres bénéfiques est d'une incroyable variété. Parmi les thèmes les plus fréquents, celui du *« suicidé »* qui, tout en se décomposant, donne naissance à un enfant auquel il va enseigner la généalogie et le chemin vers les hommes ; celui du suicide/vengeance, un des plus terrible et surtout lorsqu'il s'agit d'une *« suicidée »*, vengeance qu'une femme exerce à l'encontre de son mari : maltraitée, ridiculisée, vexée, trompée quand elle est vivante (les raisons du suicide sont multiples et souvent futiles), elle devient un fantôme tout-puissant qui peut tourmenter les vivants en devenant un terrible *tupapa'u*, un revenant. La peur panique des revenants suicidés, plus que tous autres revenants, témoigne de la force des croyances religieuses qui ne réside pas simplement dans leur contenu, mais dans le fait qu'elles sont partagées et énoncent des normes collectives. La fameuse étude de Durkheim sur le suicide concluait au rôle préventif de la pratique religieuse contre ce symptôme de désaffiliation sociale. Le suicide n'est pas autre chose qu'un acte de désocialisation, bien perçu même par des sociétés dites sans État, anciennes ou traditionnelles.

1. Réalités du suicide : le prisme des témoignages des navigateurs européens

Le suicide est un des principaux déterminants de la barbarie.

Le barbare, plutôt *« le naturel »* comme on désigna plutôt les natifs des îles au moment de la rencontre missionnaire, est inconstant, émotif, revanchard, capable de passions et de colères violentes, tous défauts spécifiques à ce *« naturel »* qui peuvent lui faire dédaigner complètement la mort, voire la rechercher pour assouvir une vengeance suite à des états d'âme totalement futiles. En fait, les *« barbares »* ne craignent pas la mort, pensent que la mortelle *« naturelle »* ou *« volontaire »* est l'effet d'une volonté extérieure à l'homme, associée au divin. Même le *« naturel »* qui souffre d'acédie, la tendance suicidaire, la non-envie de vivre – état endémique au regard des nouveaux arrivants –, classée comme péché capital dans la construction du dogme chrétien au Moyen Âge, n'est pas de la volonté humaine. Dans la religion catholique, l'acédie est un mal de l'âme qui s'exprime par l'ennui, le dégoût pour la prière, la pénitence, la lecture spirituelle. Ce vice déclenche des maux terribles : l'oisiveté, la somnolence, l'inquiétude, et engendre l'irritabilité. Dans la littérature chrétienne, le meilleur *« médicament »* contre cet état c'est le travail manuel ! Or les insulaires ont la réputation de *« flemmardise aiguë »*. Le ressenti, dès la rencontre est, au regard des nouveaux arrivants, celui d'une lâcheté endémique que les insulaires, avec facilité, attribuent à une volonté divine. C'est la Foi qui va leur redonner le goût de vivre. En voici une sélection de témoignages représentatifs.

Témoignage de Pierre Jean Corneille Debreyne en 1847[3], prêtre et religieux de la Grande Trappe. Il était aussi docteur de la faculté de médecine de Paris et ancien professeur de médecine pratique, passionné par les peuples dits *« sauvages »*.

« Les Peuplades des îles Gambier, dans l'Océanie orientale, au rapport des zélés missionnaires français qui viennent de les convertir au christianisme, possédaient l'affreux secret de se détruire. Ces peuples, naguère idolâtres et anthropophages, sont depuis quelques années de bons et fervents catholiques ; ils sont aujourd'hui doux, humains, hospitaliers, laborieux et agriculteurs ; ils ne mangent plus les hommes, mais les aiment tous, amis et ennemis, dans l'esprit de la charité chrétienne. Ils ne connaissent plus que de nom le suicide et tous les autres crimes, et dans peu d'années, ces noms eux-mêmes seront entièrement inconnus dans ces îles fortunées... Les seuls pays où cette horrible plaie sociale ne pourra pénétrer seront ceux dans lesquels le catholicisme

3. Debreyne (Pierre Jean Corneille), *Du suicide considéré aux points de vue philosophique, religieux, moral et médical*, M. Vanderborht, 1847, 291 p. ; extraits des pages 111-113.

obtiendra son plein et parfait développement, comme l'expérience l'a prouvé au Paraguay et comme elle le prouvera encore aux îles Gambier. Quelle prodigieuse différence entre les mœurs des insulaires catholiques du petit archipel Gambier et celle des Otaïtiens leurs voisins ! Otaïti est le centre de la Polynésie de l'Océanie australe. Les ministres protestants, les méthodistes anglais se sont constitués les seuls apôtres de cette île... Le suicide, aux dires de la Gazette médicale y serait épidémique, sinon contagieux... toutes leurs bibles n'extirperont point de cette île le suicide et tous les autres crimes ».

Témoignage de Theodor Waitz anthropologue allemand, en 1864[4], ayant séjourné aux Tuamotu : ce grand voyageur anthropologue explique, qu'en Polynésie, une légère offense suffit très souvent à déterminer un homme au suicide ; c'est un texte qui fut d'ailleurs repris par Eugène Caillot[5], voyageur et historien de la Polynésie :

« La manie du suicide est encore en usage chez eux. Pour un rien, pour le moindre sujet de mécontentement qu'ils rencontrent dans leur famille ou leur entourage, ils ont recours à ce moyen de vengeance insensé et diabolique. Les hommes se brisent la tête d'un coup de hache ou contre une roche ; d'autres fois, ils se jettent seuls, ou avec femme et enfants, dans un léger esquif, et s'en vont ainsi, chantant eux-mêmes leur chant de mort, périr au large dans les flots ou sous la dent des requins. Les femmes et les enfants, qui, hélas ! se laissent gagner par la contagion de l'exemple, ont le plus souvent recours au poison. Certains poissons de l'île leur en fournissent de très violents, qui donnent presque instantanément la mort. J'ai été moi-même témoin du fait pendant mon séjour à Fakahina ».

Témoignage de Teuira Henry dans son bien connu *« Tahiti aux temps anciens »* dont il est intéressant de noter que, elle aussi, insiste sur cette pratique chez les peuples restés les plus *« barbares »*, les Paumotu :

« Ainsi que le montrent les légendes, c'est un peuple émotif, sujet aux passions violentes. Lorsque le désespoir les poussent au suicide, ils se jettent du haut d'un arbre, absorbent le poison contenu dans la vésicule du Huehue (tétrodon), ou bien encore vont se jeter à la mer au-delà du récif »[6]

4. Waitz (Theodor), Anthropologie der Naturvoelker (L'anthropologie des peuples vivant proche de la nature), tome VI, *Die Völker der Südsee ; ethnographisch und culturhistorisch dargestellt von Georg Gerland,* Leipzig, Fleisher, 1864, p. 115.
5. Caillot (Eugène), *Histoire de la Polynésie orientale*, Ed. Leroux, Paris, 1910, pp. 398-399 et *Mythes, légendes et traditions des Polynésiens*, éditions Haere Po no Tahiti, 352 pages dont 50 en langues paumotu, 20 en tahitien et 30 en tongien. En annexes, 30 textes paumotu originaux
6. Henry (Teuira), *Tahiti aux temps anciens*, traduit de l'anglais par Bertrand Jaunez, Publications de la Société des Océanistes, n° 1, Musée de l'Homme, Paris, 2004, p. 120.

Le suicide est *surtout* le fait des femmes

Témoignage de Grégoire Louis Domeny de Rienzi en 1855, *Océanie ou Cinquième partie du monde géographique et ethnographique*, vol. 3, Didot, Paris, 1855 (635 p.) : aventurier, combattant à Wagram et Waterloo, avec Bolivar en 1819, parmi les Carbonari en 1821, sous Mehemet Ali en 1823, a longuement voyagé en Océanie et fut professeur de géographie à Paris après 1830. D'après les sources il serait mort par suicide en 1843 :

« Les femmes sont quelquefois portées à se donner la mort dans un accès de jalousie. Quand j'étais à la Nouvelle Zélande, j'en entendis raconter l'exemple suivant : un chef, nommé Turkama, qui venait quelquefois nous rendre visite à Thamès, était marié à une femme qui lui était singulièrement attachée ; mais le chef, séduit par les charmes plus grands d'une belle aux yeux noirs, devint infidèle. La jeune femme, voyant que ses supplications et ses larmes étaient inutiles, guetta une nuit son mari lorsqu'il entrait dans la hutte de l'objet de son amour, et se pendit à l'entrée. Le premier objet qui frappa les yeux du chef, en voulant sortir de la hutte le lendemain matin, fut le cadavre de cette femme dévouée et fidèle balancée par le vent <...> À la mort de Doua-Tara, cet homme extraordinaire dont la grandeur d'âme brilla d'un éclat si remarquable au milieu de la barbarie dont il était environné, Monsieur D'Urville nous apprend que sa première femme, Dehou, inconsolable de sa mort, se pendit presque immédiatement après ; Monsieur Kendall, dont il tenait ces détails, lui assura que toute la famille de Doua Tara, ses parents et la population entière de Rangi-Hou, applaudirent à cette preuve désespérée de dévouement conjugal. Il paraît du reste, d'après les récits subséquents des missionnaires, que c'est une pratique commune à la Nouvelle Zélande, que la femme se détruise après la mort de son mari <...> Bien que ce ne soit pas une loi inexorable, une nécessité impérieuse qui les porte à cet acte, comme au Bengale et dans l'Inde, cependant on voit souvent les femmes des chefs de la Nouvelle-Zeeland renoncer à la vie lorsqu'elles perdent leur époux. D'ordinaire, elles mettent fin à leurs jours et se pendant à un arbre ; cette action est admirée et applaudie par leurs amis et leurs propres parents, comme la plus grande preuve d'attachement qu'elles puissent donner à la mémoire de leur mari. Quand Thouai se décida à faire un voyage en Angleterre, son frère, Koro-Koro désirait qu'il emmenât sa femme avec lui. M. Kendall voulait l'en dissuader, représentant combien la position de cette femme deviendrait fâcheuse si son mari venait à périr pendant le voyage : Koro-Koro se contenta de répliquer qu'en pareil cas la femme de Thouai ferait très bien de se pendre, suivant la coutume des Nouveaux-Zeelandais. Quoique cette action soit bien plus rare de la part des hommes, on en a vu qui n'ont pas voulu survivre à la perte d'une femme tendrement aimée ou d'un parent chéri, Chongui tenta, dit-on, deux fois de se pendre à la mort de son frère Kangaroa » (3, p. 143-144).

Cet explorateur insiste sur l'inanité des causes de suicide des femmes :

« Les femmes sont très sensibles aux reproches que leurs maris leur adressent, et il leur arrive quelquefois d'aller se pendre après en avoir reçu. Touai assura à M. d'Urville qu'une femme à qui il arriverait de lâcher par mégarde un vent devant son mari, irait sur le champ se pendre, et il lui raconta un fait de cette nature récemment arrivé. Les missionnaires n'en avaient aucune connaissance, non plus que du cas lui-même. J'ai d'autant plus de peine, dit ce savant navigateur, à admettre cette excessive délicatesse, que les jeunes esclaves qui vivaient avec nos matelots à bord ne se gênaient en aucune façon sur ce point » (3, p. 175).

Nombreux, dans l'histoire de cet acte terrible, sont les témoignages qui qualifient le suicide comme une preuve de la futilité et l'inconstance des femmes.

Témoignage de William Ellis, missionnaire protestant britannique (1794-1872). Membre de la *London Missionary Society*, il accomplit sa mission aux îles de la Société, à Hawaii, avant de partir à Madagascar. La folie amoureuse peut leur faire perdre la tête comme en témoigne William Ellis en citant **un cas précis de cette folie et de comportements *inconstants* et insensés** chez une femme de Bora Bora tombée sous le charme d'un jeune visiteur arrivé de Tahiti mais qui la dédaignait :

« Constatant que l'objet de son attachement, qui avait probablement dans les 18 ans, restait absolument insensible à ses attentions, elle devint extrêmement malheureuse, et affirma que si elle continuait à être traitée avec la même indifférence et le même manque d'égards, elle se pendrait ou se noierait. Ses amies essayèrent de la dissuader de son projet, mais elle déclara sa résolution inflexible. Elles s'adressèrent à l'étranger pour le fléchir et, par la suite, celui-ci rendit les attentions qu'il avait reçues et le couple fut marié à Huahine. Les compagnons du jeune homme poursuivirent leur voyage <...> Cet amour qui avait été si ardent dans le cœur de la jeune femme avant son mariage fut rapidement remplacé par une aversion aussi puissante »[7].

Cependant, il ne faut pas oublier que nombre de navigateurs soulignent les conditions difficiles faites aux femmes qui expliquent pourquoi, souvent, en représailles, elles se laissent mourir. Le suicide par empoisonnement est régulièrement évoqué. En effet, le mode de suicide constaté par les découvreurs des îles polynésiennes, c'est l'empoisonnement par l'amande bien mûre de *hotureva (Cerbera manghas)*. Les Occidentaux insistent sur le fait que les *vahine* sont généralement poussées par la haine et le désir de vengeance : en effet, en agissant ainsi, ne deviennent-elles pas des *tupapa'u*, des revenants,

7. Ellis (William), *À la recherche de la Polynésie d'autrefois*, Publications des Océanistes n° 25, Musée de l'Homme, Paris 1972, 1, p. 176-177

pouvant infliger à leur *tane* de bien pires souffrances que de leur vivant ! En cas de suicide, il est de mise que les autres femmes soient complices. Les autres *vahine*, ou bien dissimulent l'empoisonnement jusqu'au moment où il était impossible de le combattre, ou bien procurent une nouvelle dose si la première n'est pas suffisante. Solidarité entre femmes oblige ! Si les femmes ont recours au suicide, il faut probablement en chercher l'explication dans l'infériorité qui est la leur : ce sont leurs seules armes pour punir un *tane* fautif !

Le suicide, un aveu de faiblesse !

Les témoignages relatifs à différents archipels tendent à donner des Polynésiens une vision péjorante du recours au suicide, tel ce témoignage de Stevenson :

« Il (le Marquesan) ne cherche même pas à supporter une déception ; pour un affront, une déconvenue de ses éphémères amours, il cherche un refuge immédiat dans la tombe. La pendaison est aujourd'hui à la mode. Il y eut, à ma connaissance, trois pendus dans la partie Est de Hiva-oa durant la première moitié de 1888 ; mais bien que ce soit là une forme de suicide commune en d'autres parages des mers du Sud, je ne crois pas qu'elle reste populaire aux Marquises. Plus appropriée à l'âme marquesane est la vieille forme d'empoisonnement par le fruit de l'eva, qui offre au suicide indigène une mort cruelle mais lente, et laisse du temps pour ces formalités de la dernière heure auxquelles ils attachent une si singulière importance. De cette façon, le cercueil est prêt, les porcs tués, le cri des pleureuses résonne déjà dans la case ; car c'est alors et non avant que le Marquesan prend conscience de son œuvre... La propension au suicide et un attachement précaire à la vie ne sont pas spéciaux aux Marquesans »[8].

Les navigateurs/explorateurs des mers australes ont tendance à assimiler le recours au suicide avec l'absence de foi chrétienne, la prière étant une forme de salut méconnue des insulaires, ils sont voués à la vindicte des pendus qui, raconte-t-on, gardent les mains libres pour tuer ceux qui passent. Pierre Jean Corneille Debreyne en vient à conclure que la principale cause du suicide chez les Polynésiens, *« c'est l'ignorance de la religion, l'absence de foi religieuse et des pratiques de la religion »*[9].

Stevenson, évoque Rua-a-mariterangi habitant de l'île de Katiu au Tuamotu confronté au cadavre d'un pendu, dont les mains étaient libres pour tuer et dit que *« La prière est l'arme du chrétien dans la vallée des ombres, et c'est à la prière que Rua attribua son salut »*.

8. Stevenson (Robert-Louis), *Dans les mers du Sud*, 1888, cité par SCEMLA, op. cit., p. 882.
9. Debreyne (Pierre Jean Corneille), *Du suicide considéré aux points de vue philosophique, religieux, moral et médical*, M. Vanderborht, 1847, p. 117.

Et pourtant la sphère des croyances est omniprésente, toute action, tout événement est imputable à la divinité, même invisible. L'homme peut d'ailleurs être habité, possédé par une force divine, bienveillante ou malveillante. C'est ainsi que les Polynésiens appréhendent la folie qui, comme la mania dans l'Antiquité grecque, est une manifestation du divin. William Ellis nous dit cependant que

« Les fous étaient assez rares.... On les supposait inspirés ou possédés par un dieu... De ce fait, ils étaient laissés en liberté et on les traitait même avec respect. Cependant, on avait plutôt tendance à les éviter et leurs actions, loin de leur être imputées personnellement, étaient attribuées au dieu. Ceci posé, si l'un de ces malheureux se suicidait, on ne déplorait guère cet événement »[10].

Le fait que le *« maniaque »* soit possédé par une force divine anéantit-il le danger de le voir devenir un *tupapa'u*? On ne nous donne pas la réponse du pourquoi on ne déplore pas le suicide d'un fou. Il est impossible ici de faire un inventaire exhaustif des causes de la propension des *« naturels »* au suicide. Il convient cependant de terminer par une idée reçue qui a largement cours dans les récits de voyage et qui parfois a connu une explication historique : l'attachement précaire à la vie vient souvent, comme aux Marquises selon Stevenson, de l'abattement et l'acceptation de la fin de tout. Outre l'acédie, le *fiu* polynésien, les Occidentaux insistent sur le fait que la vexation ou à la colère créent des phénomènes naturels comme les cyclones. L'émotion chez les Polynésiens aux dires des circumnavigateurs et des missionnaires est une force viscérale et cela paraît être corroboré par les mythes comme nous le verrons ci-après. Le passage à l'acte est sa voie résolutive. La violence émotionnelle se traduit dans des rapports de force directs, comme les combats ou rites agonistiques divers où la peur de la mort est absente, ou indirects à travers les sorts jetés et la croyance aux *tupapa'u*. La soudaineté des passages à l'acte violent correspondrait à l'impulsivité réactionnelle dans le cadre de l'absence de foi chrétienne. Le suicide représenterait donc un de ces passages à l'acte. Mais cet acte, il faut le resituer dans la représentation de la mort et non pas seulement vis-à-vis des sentiments. Dans les cultures anciennes ou traditionnelles, la mort ne veut pas dire la disparition de soi au sens de l'anéantissement; elle signifie un départ, un retrait de son contenant. La mythopoïétique va en faire une très large utilisation. Le suicide comme le *fiu* font surgir la notion du retrait, d'une forme migratoire qui en fait reste une ressource dynamique, face à la douleur sentimentale ou à la douleur des émotions violentes, le suicide apparaît comme une action, un combat ultime qui est une forme de réappropriation de soi. Au regard d'observateurs comme les

10. Ellis (William), *op. cit.*, tome 2, p. 501

Occidentaux, le suicide apparaît comme l'expression d'une grande souffrance, largement aggravée par la déstructuration des sociétés polynésiennes. Traiter du suicide, dans les îles données comme Paradis sur terre, avec la certitude du bonheur projetée sur ses habitants sert à renforcer l'idée que c'est un mal spécifiques des *« naturels »*. La déstructuration de la société polynésienne devient plus frappante encore après l'évangélisation. Le rapport au monde apporté par l'Occident et ses certitudes devient radicalement différent et se situe hors de la tradition ancestrale.

2. Quand le mythe s'empare des réalités : au plan mythique le suicide « illicite » est plutôt le fait des femmes ; la mort volontaire – sacrifice – est celle des hommes et des démiurges !

Nous venons d'insister sur la violence émotionnelle des peuples *« naturels »* des îles. Leur fantasmatique semble en apporter une preuve tangible. Dans les mythes de la création, les émotions divines sont la cause de phénomènes naturels :

« Te Tumu se vexa, et il envoya dans les cieux des brumes épaisses et permanentes qui se transformaient en fortes averses et en pluie fine comme les pattes des fourmis. Mais le Dieu Tane se mit en colère et de son ciel éternel, il envoya le temps clair et la sécheresse, de sorte que le monde était sans nuages avec la chaleur dessous. Il y eut encore la guerre dans les ténèbres et sur la terre contre le ciel éternel de Tane ! Te Tumu était de plus en plus vexé, et il envoya la famine pour amener des os apparents, absence de chair, mort et suicide de l'homme. Ceci engagea Tane, Dieu de la Beauté et il envoya la surabondance et masse de poissons vivants pour amener l'abondance sur la terre »[11].

Ainsi, la colère et la vexation sont les deux émotions majeures chez les insulaires des îles polynésiennes mais ce sont aussi celles des forces surnaturelles. Fâcher une divinité peut entraîner la maladie et la mort, entraîner l'état d'angoisse et d'agitation qui peut conduire à l'état suicidaire comme le soulignent nombre de missionnaires. Le suicide, dans la mythopoïétique, est envisagé comme un départ volontaire en pirogue vers le large, comme dans la migration de l'âme vers le *Pô*. Il semble que cela était effectivement une manière de se suicider tout comme absorber des plantes toxiques. Dans certains mythes, celui qui se suicide demeure à jamais aux côtés de la personne investie de leur passion. Dans ce cas le suicide revient à sortir de la limite de son corps pour rester à ses côtés, ou, pire, aller entrer en possession de l'être aimé. Il revient non pas à rompre le contact mais le rendre possible.

11. Henry (Teuira), *op. cit.*, p. 361.

Le suicide – vengeance de Tiaitau

À Raiatea, dans l'île sacrée du fameux *marae « international »* de *Taputapuatea*, les liens et devoirs des *« mariés »* sont placés sous la protection – et la vengeance en cas de transgression des devoirs de chacun – d'une jeune fille si belle et si pleine d'amour à donner à un époux qu'elle devient la déesse de l'amour et de la famille, *Tiaitau*. Le mythe connaît des variantes, mais son message reste le même : l'éloge de la fidélité dans le *« mariage »* et le malheur pour ceux qui ne la respectent pas. D'après une des versions du mythe, cette déesse épousa un jour le dieu des pêcheurs, *Terii*. Ils vécurent ensemble sur la montagne sacrée de Raiatea, le mont *Toomaru*. *Tiaitau* passait son temps aux tâches réservées aux femmes, quant à son divin époux, il partait chaque jour à la pêche jusqu'au jour où il rencontra *Te Fee*, la déesse – pieuvre dont il tomba éperdument amoureux, un monstre femelle à l'instar d'une Calypso ou d'une Circée, les magiciennes de l'épopée d'Ulysse qui tentent de le retenir. La tête de cette pieuvre se trouve à Raiatea et ses tentacules tracent les routes pour les pirogues vers les différentes îles du Grand Océan. Dans une autre version, le héros va faire la cour à une jeune fille très belle sur une île voisine, une jeune fille à qui il demande aussi de devenir sa femme. Et chaque jour, *Terii* rentrait de la pêche sans aucun poisson. Les soupçons de *Tiaitau* ne furent pas longs à la pousser à le suivre et assister à ses ébats avec *Te Fee*. Son chagrin fut tel, dit le mythe, que son époux entendit ses pleurs, se rendit compte, mais trop tard, qu'il aimait profondément sa femme et que les liens qui unissent les époux ne peuvent être rompus. *Tiaitau*, en route vers le volcan de la mort, s'arrêta d'abord au bord d'une source claire qu'elle appela *Pape Hio*, qui devint un miroir reflétant son image à jamais. Puis elle se rendit à la cascade *Vai Toti Vai Tota*, voulant ensuite aller au sommet du mont *Temehani*, séjour du couple divin *Puhi*, dieu de la mort, et de sa sœur *Fara*, déesse de la tentation. De chagrin, pour n'avoir pas su garder son époux, *Tiaitau* se trancha les mains, et dans un trou précédemment creusé, elle les planta sur le mont *Temehani*. Ses mains devinrent la fleur sacrée de Raiatea, la *Tiare Apetahi – « Qui n'a qu'un seul côté »*.

Encore un mythe étiologique de l'apparition d'une espèce végétale. Cette tiare particulièrement odoriférante, à demi-corolle, symbolise la pureté et la virginité. De nos jours la *tiare Apetahi* est une espèce protégée et il en coûte une très forte amende à qui est surpris en train de la cueillir. On ne la trouve que dans l'île de Raiatea, sans qu'aucune explication satisfaisante ne puisse dire vraiment pourquoi. D'où l'impact de la légende de la déesse de l'amour et de la famille. *Tiaitau* se jeta ensuite dans le volcan qui cessa dès lors toute activité. Depuis, dit-on, à Raiatea, l'expression *Tu'au tiare 'apetahi 'œ* est l'expression la plus tendre par laquelle appeler l'être aimé. Ce mythe rend compte du fait souligné par les découvreurs et les missionnaires, que les femmes avaient recours au suicide pour mettre fin aux liens du mariage.

Ce mythe étiologique de la mort comme seule possibilité de rupture des liens *« conjugaux »* détermine une sorte de droit coutumier présidant à la cérémonie du mariage selon le rite de la *tiare* sous l'égide de la divinité de la pureté et de la virginité qu'est devenue *Tiaitau* : on est persuadé de sa présence à la cérémonie et on prend un engagement théoriquement définitif devant elle. C'est une cérémonie à laquelle assiste toute la communauté villageoise : on ne demande pas un ou plusieurs témoins, mais la collectivité toute entière, ce qui rend le serment imprescriptible ; la cérémonie a lieu sur la place du village, hautement symbolique puisqu'elle est le lieu où le chef rend le droit coutumier. Ce mythe de *Tiatau* vient encore conforter l'affirmation que le suicide est anomique, c'est-à-dire qu'il est le résultat de l'émotion, de la rage, de l'injustice, du désespoir.

Le suicide *« maniaque »* des vierges non « initiées »

Cela nous amène naturellement vers tous les mythes, dans les sociétés anciennes et traditionnelles, selon lesquels *« être donnée à un homme »* est pour une femme, sa famille, la société à laquelle elle appartient, un gage de stabilité, un moyen de contrecarrer les pouvoirs dévastateurs de la vierge en folie. C'est un rite de classe d'âge essentiel. Le seul regard d'une femme qui a ses règles gâte tout, que dire alors du sang menstruel bloqué chez les jeunes filles non initiées sexuellement. Les menstrues non *« réglées »* agissent à distance par l'intermédiaire de leur bouillonnement et de l'air qu'elles mettent alors en mouvement. Les épidémies de suicide frappent les jeunes filles lorsque la saison chaude coïncide avec l'écoulement de leurs premières règles. L'élargissement des veines au moment du rapport sexuel ouvre chez la fille la voie pour le sang noir qui peut s'écouler et pour la semence masculine. À Tahiti, la vierge est réputée avoir un corps fermé, peut attraper la *« maladie du trop plein »* (*ma'i fa' aî*)[12], c'est la mort probable si le sang des règles ne peut s'écouler comme il faut. D'où, comme dans l'Antiquité grecque qui connaît les rites d'Artémis Brauronia, rite de classe d'âge qui consiste à déflorer les filles qui ont leurs premières menstrues afin qu'elles ne se laissent pas mourir en sombrant dans la folie suicidaire, les sociétés polynésiennes ont inventé des rituels semblables, comme celui des *Kai'oi* aux Marquises. Ainsi, la mythopoïétique souligne la forte tendance des jeunes vierges atteintes de la *mania* inhérente à leur statut de non encore agrégées à la société, d'avoir recours à la pendaison dont la symbolique n'est plus à démontrer. Dans la symbolique de la pendaison, il y a une rupture du souffle de vie mais aussi de la parole. À ce niveau, il est très intéressant de noter les mises en parallèle entre la folie des filles non initiées et les rites funéraires, tant dans des cultes

12. Tcherkézoff (Serge), Tahiti-1768. *Jeunes filles en pleurs. La face cachée des premiers contacts et la naissance du mythe occidental*, Papeete, Au Vent des îles, 2004, p. 439.

comme celui de Dionysos dans la Méditerranée antique que ceux du cycle de *'Oro* aux îles de la Société : l'invention mythique a recours à un objet particulièrement symbolique du balancement entre la vie et la mort : la balançoire. Les Polynésiens utilisent des balançoires (*moari*) pour compenser la mort[13]. Dans le monde grec ancien, ce sont les *aiorai* : c'est un rite féminin fortement marqué par la présence de la mort et de la sexualité. Le jeu est lié à l'ouverture du monde d'en bas. Les balançoires dionysiaques, comme celle des desservants du culte de *'Oro*, oscillent entre la mort et la sexualité. La femme voltige au-dessus d'un gouffre symbolique, l'escarpolette est placée sur le passage des revenants, le thème du balancement, de l'aller et retour est étroitement lié aux rites funéraires. Dans le mythe grec, très lié à la fécondité/fertilité, on raconte qu'une *« contagion »* de suicides se répand chez les jeunes vierges qui se pendent collectivement aux arbres ; seule l'institution de l'*aiora* met fin à cette frénésie suicidaire. Sur les conseils de l'oracle de Delphes, on institue des sacrifices expiatoires parmi lesquels la pendaison de simples poupées à des arbres.

Le suicide-sacrifice des hommes : L'homme à l'origine des plantes

Les îles du Paradis décrites par les navigateurs, n'étaient pas aussi paradisiaques qu'ils ne le pensaient. La famine est un mal endémique chez les insulaires, c'est par la famine que le pasteur William Wyatt Gill, qui nous raconte l'histoire des Cook Islands, explique et justifie l'anthropophagie dans des îles où les mythes relatifs à des ogres et des ogresses sont légion. Impossible ici de citer tous les textes bien connus recueillis par Teuira Henry relatifs à la naissance des plantes[14] : le cocotier, l'arbre à pain les différentes variétés de *mape*, les ignames, le taro, etc.. tout est né du corps de l'homme qui, généralement, a accepté de mourir pour sauver les siens. Je ne citerai qu'un exemple, simplifié par Paul Isaac Nordmann arrivé à Tahiti en 1938 et grand admirateur de la culture polynésienne, et qui remercie la Princesse *Terii Nui Pomare* d'avoir bien voulu réviser et donner son approbation à son ouvrage intitulé *Tahiti 1939*.

« Il y a des milliers de lune, une grande famine survint dans Tahiti. Le peuple n'avait plus rien à manger que de la terre rouge, et les princes eux-mêmes n'avaient pas d'autre nourriture. Or le fils du roi, fils unique et adoré, tomba malade. Et le roi dit en pleurant à la reine :

Notre fils est sans forces <...>. Pour notre enfant j'offre ma vie. Je serai sa nourriture.

– Hélas dit la reine, comment ta mort nourrirait-elle notre enfant ?

13. Babadzan (Alain), op. cit., p. 268. Daraki (Maria), *Dionysos et la déesse Terre*, Paris, Champs Flammarion n° 1311, 1994, p. 87 sq.

14. *Tahiti aux temps anciens*, cit., p. 435 sq.

– J'ai prié, écoute, je vais mourir. Cette nuit quand mon âme s'en sera allée vers l'île du bonheur sans fin, prends mon corps, coupe le en morceaux, enterre ces morceaux ici et autour de notre case, puis assieds-toi sur le seuil et attends. Alors tu entendras. D'abord un bruit de feuilles qui tombent, puis un bruit de pétales de fleurs, enfin un bruit de fruits, un bruit lourd et mat sur le sol. Lève toi à ce moment là et appelle notre fils. Qu'il mange ces fruits nés de ma chair, il sera sauvé.

Le roi mourut. Dans la nuit, la reine, attentive écoutait. Du corps paternel dispersé s'élevaient des arbres à la haute cime <...> avec un bruit mat et lourd leurs fruits tombaient <...> Et le prince apaisa sa faim, et le peuple apaisa sa faim. Et jamais on ne vit plus à Tahiti chérie du dieu <'Oro> de désolante famine.

<...> Telle est la légende de l'arbre à pain que, depuis des centaines d'années, content les vieux Maoris courbés sur leurs bâtons »[15]

La structure du mythe reste toujours la même : la mort pour la résurrection, la survie du clan, du lignage, c'est une mort volontaire plus que licite.

Le suicide/sacrifice des démiurges : sublimation de la mort volontaire

Les héros civilisateurs, anthropophiles, sont légion dans les mythes polynésiens, avec des variantes spécifiques à chacun des archipels. *Maui, Rata, Hiro, Pa'i, Tafa'i.* Ils sont tous des démiurges embarqués dans des *« travaux »* où ils doivent triompher de monstres et de l'Océan : ce sont là des mythes étiologiques de la *« civilisation de la pirogue »*. Le principe vital du *moana nui*, le grand océan, est quasi consubstantiel aux effets de la création. Même le héros est dans l'obligation de veiller au respect scrupuleux des domaines réservés aux dieux, de leurs prérogatives, sous peine de devoir payer le prix fort. Parmi ces héros, il me faut opérer un choix, celui des plus connus et les plus souvent sollicités : ***Maui et Rata.***

Maui est l'exemple du héros coriace, espiègle et outrecuidant, dont le mythe et ses variantes sont omniprésentes dans tous les archipels polynésiens. *Maui* est à la frontière du monde des dieux et du monde des hommes. Le monde des dieux se structure par la répétition du geste d'exclusion et la circonscription de domaines de richesses et de prérogatives inaccessibles et jalousement préservées – ordre signalé par l'établissement de *tapu*. Les frontières du monde des hommes sont élargies et l'exclusivité est affaiblie à mesure que s'étend le règne du commun et de l'ordinaire, du *noa*. L'objectif dans des actes héroïques envisagés comme suicidaires va donc consister à tracer la carte des rapports changeants du *tapu/ra'a* et du *noa* au fil des récits

15. Nordmann (Paul Isaac), *Tahiti 1939*, Société Nouvelle des Éditions du Pacifique, Éditions Fernand Nathan, 1939, p. 75 sq.

pris en considération. Dans le mythe de *Maui*, on ne cherche pas du tout à réduire les actions, les gestes des premiers dieux et les prouesses de *Maui* à une savante mécanique d'oppositions/permutations : quand *Tane* sépare *Rangi* et *Papa, Maui* retrouve sa mère et son père; quand Tane donne vie à la première femme humaine, *Maui* obtient la mâchoire magique de sa grand-mère avec laquelle il va pêcher les îles; quand *Tane* place le soleil dans le ciel, *Maui* en ralentit la course; quand le feu est consigné au sein de Papa la terre, *Maui* vole le feu; et enfin quand la fille de *Tane, Hine Titama,* réalise qu'elle a été l'objet d'un acte incestueux devient *Hine nui te Po*, la gardienne des morts, *Maui* tente de vaincre la mort pour en débarrasser l'humanité.

Acte suicidaire au regard de toutes les versions du mythe, *Maui* choisit le couloir vaginal pour forcer le *tapu* de la Grande Fille de la Nuit, répétant l'acte sexuel de *Tane*, s'accouplant avec la mort pour en quelque sort : c'est à ce niveau là que l'acte suicidaire est surtout mentionné, dans des sociétés où la femme est largement infériorisée mais dont les puissances maléfiques sont redoutées. C'est par l'inceste que s'est constituée la terrible exclusivité féminine; c'est en rejouant l'inceste que *Maui* espère court-circuiter les effets destructeurs de l'action de *Tane* qui a engendré la mort. Si *Maui* avait triomphé de *Hine nui te Po*, il aurait vaincu l'univers chthonien de la mort. Mais les défenses du *tapu* de la déesse sont réactivées : l'intrus trouve la mort, il est soustrait à jamais du monde des vivants et devra lui-même rejoindre le monde des ombres si jalousement gardé par *Hine nui te po* confirmant le *tapu* privatif de la femme. Maui se sacrifie pour neutraliser des tapu punitifs. C'est un suicide programmé : s'attaquer à la déesse de la mort revient à sortir du cercle la légitimité, c'est menacer la condition même de la protection scrupuleuse des richesses et remettre en cause la possibilité de transmission généalogique. L'enjeu est trop grand, l'acte suicidaire de *Maui* ne peut connaître qu'une funeste fin. La mort de *Maui*, dans un cycle héroïque qui fait de lui un bienfaiteur de l'humanité aux Tonga, raconte aussi les mêmes actions mais la version est celle du héros qui se laisse mourir à Fidji aux côtés de son père, mort à cause de sa désobéissance (histoire du chien, il surfe, *tenifa*). Et il procrée malgré lui : *Sinaïlele* la Fidjienne, à force de passer au-dessus de ses ossements pour aller puiser de l'eau, se trouve enceinte de ses œuvres, mythe étiologique de la *« parenté »* qui unit Tongiens et Fidjiens qui appartiennent pourtant à des sphères culturelles différentes : l'archipel des Tonga est intégré dans le triangle polynésien tandis que les Fidji, îles toutes proches, appartiennent à la sphère culturelle mélanésienne[16].

16. Cf. Perez (Christine), *Échappée Pacifique 2*, cit., Chapitre I, *« Les Maui des Tonga »*, p. 62 sq. et *« Héraklès, Dionysos, les Maui. Le périple d'Héraklès en Occident, de Dionysos en Orient et en Inde et l'épopée des Maui des Tonga », D'île en île Pacifique*, Paris, Klincksieck, 1999, sous la direction de Serge Dunis, p. 45-90.

Rata

Magnifique mythe étiologique de la nécessaire obéissance au respect des interdits ! Magnifique exemple du fait que formes et pratiques de pouvoir sont induites, conditionnées, gérées par des formes et des pratiques de discours spécifiques. C'est le monde merveilleux de la fantasmatique qui explique d'une part la création de l'univers, de sa flore, de sa faune, de sa géographie, et d'autre part la création de l'homme, sa position dans le temps, dans l'espace, dans la société... La désobéissance aux lois préétablies par les dieux au moment de la création du monde est génératrice de troubles, de dysfonctionnements et de malheurs. Même les héros/démiurges divins doivent s'y conformer. La *saga* de Rata nous entraine aussi dans celle de la pirogue, dans des *res gestae* étonnantes, où l'on passe d'île en île, mythes étiologiques encore du maillage archipélagique, qui nous emportent jusque dans les entrailles brûlantes parce que volcaniques de la terre insulaire, générant une prodigieuse ivresse des profondeurs. Cette saga participe des épopées qui évoquent les actes suicidaires des héros, mais ce sont des épopées *« optimistes »* : les héros invitent, par leur sacrifice, à surmonter tous les dangers. Mais l'essentiel à retenir, c'est la volonté du sacrifice volontaire, d'une action suicidaire de *Rata* pour aller récupérer les os de son père et des autres membres de sa famille engloutis par le *Grand Pahua* des profondeurs, ce grand mollusque facilement identifiable avec le sexe féminin qui se referme sur *Maui.*

C'est au prix d'efforts où il frôle la mort que Rata[17] fait émerger sa pirogue anthropomorphe en déclenchant l'impétueux courroux des dieux. Mais Rata saura tout surmonter au prix de sa vie, naviguer, venir à bout du Tridacne géant qui a avalé sa famille, sauver sa mère victime d'un ogre qu'il vaincra et dont il épousera la fille, tous mythes étiologiques des contraintes et des interdits des sociétés insulaires. Mais le héros par ses choix sait qu'il doit disparaître, Maui n'y a pas échappé non plus, et se fait happer par des hauts fonds. Dans la conduite considérée comme suicidaire des héros, l'oubli de soi est obligatoire. La stratégie a des effets qui mènent à une accumulation de forces incontrôlables qui réduisent le héros à un sujet en détresse mais par de subtiles manipulations il a pu libérer les trésors du monde nécessaires aux hommes.

3. Conclusion

Tous ces mythes présentent l'avantage d'énoncer non seulement la superposition spatiale de l'homme et de son milieu, mais aussi leur fusion temporelle. En effet, les 2 instances se rejoignent à la fois dans une étendue

17. *Sur le mythe de Rata et ses différentes variantes*, Henry (Teuira), op. cit., p. 498 sq. et Dunis (Serge), *« Bathymétrie légendaire »*, *D'île en île Pacifique*, Paris, Klincksieck, 1999, p. 127-169.

partagée et dans une même éclosion. Il est intéressant de noter que les forces à vaincre sont essentiellement féminines : la pirogue, le corps de la femme, ce sont les forces de la nature. Le ventre de *Hine*, c'est le ventre de la terre, le héros qui choisit de retourner à *Hine*, montrant le chemin à l'humanité, lui montre le chemin du retour à la Terre-Mère. Lorsque *Maui* s'apprête à disparaître dans ce qui n'est en fait qu'un vaste utérus, dans les versions néo-zélandaises du mythe, *Hine* déclare elle-même qu'elle est la mère qui accueille et soigne les enfants dont la vie terrestre s'achève. L'invention mythique permet de faire prendre conscience aux hommes de leur mortalité programmée. Elle fait souvent aussi le parallèle avec le suicide des baleines, phénomène hélas remarquable, notamment en hiver, la saison du trépas en quelque sorte. Les esprits des ancêtres, des grands chefs, se réincarnent dans l'énorme cétacée irrésistiblement attiré par les îles, aiguillonné par des pulsions aussi profondes qu'irrésistibles. Le comportement de la baleine est un signe des dieux : elle s'échoue volontairement, si l'homme arrive à la convaincre de repartir vers le large, le monde est sauvé. Une épreuve ultime commence lorsque l'homme doit prouver son affinité avec les éléments et surtout trouver la clé du langage animal capable de convaincre le mastodonte de s'en retourner vers les flots. C'est le héros qui accepte la mort qui ne sera jamais véritable (optimisme des mythes oblige), qui se fond avec son vénérable ancêtre, qui incarne la jonction entre les éléments marins, la nature insulaire et l'homme des îles. L'épreuve ultime a commencé qui permet aux sociétés insulaires de prouver l'existence de leur affinité avec les éléments, et pas seulement dans les brumes d'un temps mythique. Le suicide collectif des baleines, Léviathans échoués sur la plage, ressemble à un signe inquiétant de la fin du monde. Mais le héros qui accepte la mort sacrifice développe des énergies sereines, des élans explosifs, avec des forces qui dépassent toute attente. La baleine vieillissante des mythes, qui conduit un large banc de congénères cherche en fait à recouvrer l'entente première avec la mer, à restaurer l'harmonie holistique : du grec *holos*, *« le tout »*, qui désigne toutes les approches de la vie, prenant en compte la globalité de l'individu, de l'être humain dans ses dimensions physique, mentale, émotionnelle, familiale, sociale, culturelle, et spirituelle.

II. Regard sur la notion de suicide en Polynésie française : une approche culturelle de la mort et de la vie, Vāhi Sylvia TUHEIAVA-RICHAUD

Le suicide existait-il déjà en Polynésie actuellement française en des temps plus anciens, *i te tau tupuna*, avant l'ère du contact? Qui était concerné? Quelles en étaient les causes? Quels étaient les moyens utilisés pour le faire? Comment était-il perçu?

En réponse à ces questions et afin de jeter un éclairage objectif sur ce fait de société qui touche un nombre grandissant de familles polynésiennes, nous proposons dans un premier temps un parcours des termes utilisés en tahitien et dans les langues polynésiennes parlées en Polynésie française pour désigner le suicide suivis de leurs sens exacts respectifs, avec un prolongement de cette analyse dans les langues de la grande Polynésie, issues du proto-polynésien de la partie océanique de la grande famille des langues austronésiennes.

Dans un second temps, des exemples de tradition orale et des données sur le suicide sous forme d'extraits relevés dans des sources écrites diverses illustreront le contexte et la compréhension du problème.

Enfin, quelques réflexions clôtureront ce travail.

1. Terminologie du suicide utilisée dans les langues polynésiennes en Polynésie orientale.

En langue tahitienne

- ***Faaaau*** (John Davies, 1851)

• a person that commits suicide,

• to commit suicide; to endanger life voluntarily.

- ***Fa'a'ā'au*** (Académie Tahitienne – Fare Vāna'a, 1999)

• suicide (Davies) – personne qui se suicide

• se suicider.

En langue pa'umotu (des îles Tuāmotu)
- *ŋākau* (J. Franck Stimson & Donald Marshall, 2008) : the heart; the seat of emotions, feelings, sentiments.
- *kau* : the entrails, bowels, vitals, viscera;
- *roeroe* : the intestines, vitals, bowels, viscera.

En langue marquisienne
- *Haamate* (Mgr I.R. Dordillon, 1999)
• marquisien – français : faire le malade; faire mourir; tuer, assassiner.
• français – marquisien : *haamate, kukumi ia ia anaiho.*

2. Fa'a-'ā'au dans les autres langues de la grande Polynésie

En langue d'Uvea
- *fagagakau* : take bowels, intestines out.

En samoan
- *toa'i* : to commit suicide, to do a thing from constraint (Pratt's dictionary, 1862) : *tāmate'i.*

En tongien
- *fakatō* : to commit suicide by falling from a height. (C. Maxwell Churchward, 1959)

En hawai'ien
- bowels (M.K. Pukui et S. Elbert, 1986) : innards : *na'au, 'ōpū*

En langue rarotongienne (îles Cook)
- *ngakau* : (Stephen SAVAGE, 1980) the bowels, vitals, viscera, intestines. This word doesn't mean the physical heart but is used to express the seat of thought and emotions of the human heart, or the seat of human affection and is used to denote : emotion, affection.

On retient de *'ā'au,* dans le terme *fa'a-'ā'au* signifiant le suicide, les sens suivants : *« le siège, le centre de l'affectivité, des émotions, de l'amour, de la compassion, de la générosité, de la charité, de la pitié mais aussi de la volonté. »*

Quelques expressions idiomatiques avec *'ā'au*
- deep into my 'ā'au : au plus profond de mes entrailles, au plus profond de mon cœur

- moved into the inner part of my ‘ā’au : ému jusqu’au plus profond de mes entrailles, ému jusqu’au plus profond de mon cœur.
- my ‘ā’au is suffering : j’ai mal à mes entrailles, mon cœur souffre.

Fa'a-'ā'au, qui est inusité de nos jours, est un terme composé du préfixe *fa'a* (qui signifie : faire + radical) et d’un radical *'ā'au* [ngākau, na’au] qui signifie respectivement selon J. Davies et le Fare Vāna’a :
- the bowels or intestines / intestin de l’homme et des animaux, entrailles, viscères.
- *Fig* : the heart or mind; the affections; the conscience; courage or spirit / siège des idées, des sentiments, des émotions.

Synonymes de *fa'a-'ā'au*

En langue tahitienne

- ***onohi*** (J. Davies, 1851) : suicide; to commit self murder.
'ōnohi (Académie Tahitienne : Fare Vāna’a, 1999) : suicide; se suicider

Le terme *onohi* est attesté au début du 19e siècle, dans *Te aebi no Taheiti*, 1810.

En langue māori

- *kōnohi* : grieve, yearn (Reed A., 1948).

On peut se poser la question de l’origine du terme *onohi* qui serait peut-être issu de :
- unuhi (Davies) : to depart, as the soul at death
unuhi (Académie Tahitienne – Fare Vāna’a) : se retirer furtivement, s’en aller (comme l’âme d’un défunt).

Dans le cas présent, *onohi*, à supposer qu’il vienne de *unuhi*, indique plus l’idée de partir pour l’âme du mort vers l’au-delà, sans que soit explicitement mentionné l’acte de suicide lui-même. La mort n’est pas une fin en soi. Elle n’est qu’une étape de la vie d’un être dont l’âme quite l’enveloppe corporelle pour continuer son existence dans l’au-delà.

- **oroio** (J. Davies, 1851) : to give oneself to grief and death
oroio (Académie tahitienne : Fare Vāna’a : s’abandonner au chagrin, se suicider.

- ***ha'apohe***, est le terme utilisé de nos jours pour : se suicider, donner la mort. Il est composé du préfixe *ha'a* (faire faire) et du radical *pohe* : mort. Il est un synonyme de *ha'amate*.

En récapitulatif, on retient du parcours sémantique de ces quatre termes en tahitien pour signifier le suicide des différences sensibles :

- la mort par suicide touche et affecte directement la partie du corps considérée comme le centre vital de l'être humain, là où sont logés les entrailles, les viscères qui tient lieu de siège des émotions, de l'affect, de la conscience (*manava*) perçu chez les Polynésiens comme étant le cœur, le centre de la personne (*fa'a-'ā'au*),
- la mort par suicide, conséquence d'un grand chagrin et d'une immense tristesse qui emprisonne l'être (*'ōnohi, oroio*),
- enfin, le recours, de nos jours, au terme le plus neutre (*ha'apohe* : faire mourir, *ha'amate)*, épuré de données de type culturel et psychologique.

3. Le suicide à travers des extraits de traditions orales, des notes écrites publiées par les Occidentaux, notamment des missionnaires, ayant vécu au milieu des Polynésiens.

1. Tāfa'i (Tahitian version), (The Journal of the Polynesian Society, 1912)

[...] *« Ua fa'a-'ā'au iho ra o Hema.*

Haere atu ra Hema na roto i te mato ra ia 'A'a'ura i te pauma, e i ni'a ra ua faatitapou 'oia i to na upo'o i raro i te ouaraa mai a pohe ai. Aita ra 'oia i tae i raro i te repo i te vahi papu, tei ropu to na haruraa-hia mai e te nu'u vārua 'ino, e afaihia atu i te fenua ta'ata 'ore, i te tumu i Havai'i, e fenua no te varua ino. » [...]

(English version) [...] *« Hema was so vexed that he started to commit suicide. He climbed on 'A'a-'ura" rock (red-root) and jumped down head first. But he did not reach the level plain below : he was caught in his fall by the spirits and brought to their land, the deserted Tumu i Havai'i, the home of the spirits. »* [...]

L'exemple de la tentative de suicide de Hema, le père du grand héros Tāfa'i, est surprenant.

En effet, en se jetant du haut d'un rocher, le corps de Hema (ou son esprit) est saisi, attrapé dans sa descente vers le sol par des mauvais esprits qui l'emmènent vers leur monde, le berceau des esprits appelé Tumu (l'origine, le fondement, la base) à Havai'i qui est la terre mythique ancestrale des Polynésiens orientaux.

2. Ti'i (Henry Teuira, 1962 : 105)

« Lorsque Ti'i revint à Ra'iatea, il se rendit compte, bien avant d'arriver que son anguille avait été prise, car on ne voyait plus d'oiseaux au-dessus du cratère [Temehani]. Lorsqu'il apprit la triste nouvelle il se mit à pleurer. Sa peine était si grande qu'il finit par mourir de chagrin. »

Les circonstances de ce qui semble être un suicide lent, motivé par une souffrance intérieure et un lourd chagrin nous font dire qu'il s'agit ici de *oroio*.

3. (Teuira Henry, 1962 : 120)

« Les coutumes des populations des Tuamotus sont les mêmes que celles des Tahitiens. C'est une belle race courageuse et loyale et c'est parmi eux que Pomare I choisissait la plupart de ses gardes du corps. Ainsi que le montrent les légendes, c'est un peuple émotif, sujet aux passions violentes. Lorsque le désespoir les pousse au suicide, ils se jettent du haut d'un arbre, absorbent le poisson contenu dans la vésicule du huehue (tétrodon), ou bien encore vont se jeter à la mer au-delà du récif. »

4. La légende de Tia'itau, de l'île de Ra'iātea (E. Caillot, 1914 : 120-121)

« [...] Cependant un jour que Paea s'était encore absenté sous prétexte d'aller à la pêche, sa femme eut le pressentiment qu'il la trompait. Elle se fit beaucoup de mauvais sang et pensa au suicide, puisque son mari ne l'aimait plus. Elle se dirigea vers une source, se précipita au cœur même du trou béant d'où jaillissait des tourbillons d'eau, et disparut. Elle s'était tuée. [...] »

5. (Père Honoré Laval, 2013 : 38)

« Une femme ou un mari méprisés finissaient quelquefois par monter, l'une sur un endroit escarpé de la montagne et l'autre sur un cocotier pour se précipiter en bas. C'est ainsi qu'ils se donnaient la mort. Cette sorte de suicide affectait surtout la classe noble et les parents du roi. Parfois, ces suicides étaient causés par un accès de colère, mais ils étaient provoqués surtout par le dépit et la jalousie en amour. »

- p. 64 : *« les femmes se suicidaient en se précipitant du haut d'un rocher, les hommes, eux, se laissaient tomber du haut d'un cocotier »*
- 174 : *« On raconte que Toa-mahuru... courut elle aussi un jour vers la montagne, en proie à un accès de colère où l'avait plongé un amour déréglé. Mais ses serviteurs et parents réussirent à l'atteindre avant qu'elle ne fût arrivée au sommet de la montagne et la ramenèrent chez elle. On la gardait à vue et même on avait été obligé de l'enfermer dans une case [...] Vers minuit, comme elle se préparait à se lancer dans le vide, [...], elle entendit une voix qui s'élevait du rivage, perçant le profond silence nocturne. C'était un pêcheur qui, guettant le poisson qu'il allait transpercer de sa lance, fredonnait assez haut pour être entendu d'elle, une chanson en son honneur. Elle l'écouta et lorsqu'il fut arrivé à l'endroit où on la désignait du nom de princesse (tepeiru), le cœur de la jeune fille s'attendrit :*
- Pourquoi me donner la mort, se dit-elle, puisque je suis encore princesse ? Elle retourna à sa cabane. Sans le savoir ce pêcheur lui avait sauvé la vie. »

Voici un bel exemple de suicide non abouti.

- p. 222 *« L'homme et la femme n'étaient pas sans avoir de temps à autre de violentes querelles, car le caractère du Mangarévien est naturellement irascible. Il en résultait des suicides et même des infanticides. Une mère, par haine pour son mari [..] si elle n'avait pas ce moyen de se venger [infanticide] courait se jeter du haut de la montagne escarpée. Les hommes montaient sur un cocotier et se donnaient la mort en se jetant du sommet. [...] Les membres de la famille royale étaient plus sujets que les autres à se donner la mort. On y compte sept ou huit femmes qui se sont ainsi tuées quelques années avant notre arrivée. [...] Souvent aussi ces suicides se produisaient à la suite d'une union contrariée par la volonté des parents, car ces peuples craignaient fort les mésalliances. »*

Ils étaient divisés en classes : celle des *togo'iti* (roi ou chef, sa famille et tous les descendants de sang royal en ligne directe), et celle des 'urumanu.

6. (Te Rangi Hiroa (Peter Buck), 1938 : 472)

« In the coral atolls of the Tuamotu, both men and women committed suicide by jumping off coconut trees. In Mangareva, another method was provided by cliffs. In the time of Te Oa, some of his daughters as well as those of Te-ma-tetama committed suicide by jumping off a cliff on Mount Duff. This form of suicide became known as rere manga (to jump off a mountain) and the particular cliff used by these woman of high rank was termed Te-Rerega-o-te-ahine (The Jumping-off-place-of-the-women).

Commoners jumped off another part of the cliff. From the precedent set, the cliff form of suicide was supposed to be the special privilege of women, and men had to content themselves with jumping from coconut trees (rere ere'i). There were exceptions, as when a party of old men jumped off a cliff in Akamaru to escape being killed by Apeiti. A fugitive chief also jumped off a cliff in Taravai because his son had been killed before his eyes. »

7. (Te Rangi Hiroa (Peter Buck), 1938 : 473)

A suicide that takes place on Akamaru is recorded in the following song :

Ka rere au, ka rere au	**I will jump off, I will jump off,**
Ki roto i te ata o Korotutu	**Into the shadows of Korotutu**
Me a patua e te ua	**Where the sprinkling rain will**
Topitipiti	**fall on my body**
Ka rere au.	**I will jump off.**
1. E ua e 'akatiare mai ara	**O rain forming flowers in the sky**
'Oro atu ki te nuku o	**Float away to the land of my**

Maku-akariki	**husband [Maku-akariki]**
2. ‘Ao atu au kia Mahine E rakaraka’ia i te tapu O Toa-te-etua	**I will go to join Mahine For the sacred person of Toa-te-etua was violated.**

3. Au temps de l'implantation du christianisme dans les îles de la Société.

C'est le terme ***faaaau*** qui est utilisé pour le suicide dans le code des lois Ture TAMATOA e te pu'e ari'i ato'a no Ra'iātea, Taha'a, Porapora e nō Maupiti, matahiti 1820 (Lois TAMATOA et les chefs de Ra'iātea, Taha'a, Porapora et Maupiti, 1820) (Vāhi Sylvia Tuheiava-Richaud, 2013 : 145).

XXII

No te faaau.

Ia taparahi noa te hoe taata ia na iho, ia taamu i to na ai i te taura, ia patia i te tao, ia pupuhi ia na iho, ia orare ia na iho i te tipi, e pohe roa atu ra, e ia rave i te tahi ravea i te taparahira'a ia na iho, eiaha ra e tanuhia i te tanura'a tiapapau atoa ra, eiaha ia e pihahia, eiaha atoa e purehia ; e tanu noa i te pae aratia ei hioraa na te taata atoa.

Du suicide.

Quiconque attente à sa propre vie, se met une corde autour du cou, se transperce au moyen d'une lance, se tue d'un coup de fusil, se menace lui-même d'un couteau et parvient et parvient à ses fins, qui a recours à tout autre moyen pour attenter à sa vie, ne doit pas être enterré avec les autres morts. Il ne doit pas être mis dans un cercueil. Aucune prière ne sera dite pour lui. Il doit être enterré du côté du chemin pour qu'il soit exposé au regard de tous.

Faaau apparaît encore dans le code "Ture a TAMATOA raua o TEARIIMAEVARUA

E TURE no Ra'iātea, no Taha'a, no Borabora e no Maupiti, 1836 (Lois de TAMATOA et de TEARIIMAEVARUA Lois de Ra'iātea, Taha'a, Borabora et Maupiti, 1836) (Vāhi Sylvia Tuheiava-Richaud, 2013 : 191)

Ture XXV.

Nō te fa'a'ā'au ia na iho.

Ia taparahi noa tehoe taata iana iho, e ia taamu i tona iho ai i te taura, e ia patia iana iho i te tipi, e pupuhi iana iho, i te ravea e pohe ai oia iho ra, eiaha ia tanuhia i te tanuraa taata, eiaha atoa e haapihahia, e eiaha oia e purehia e tanu noa atura i te pae eatia, ia hiohia e te taata to na huru.

Du suicide.

Si un homme attente à sa propre vie en se mettant une corde autour du cou, en se poignardant à l'aide d'un couteau, en se tuant d'un coup de fusil ou en se servant d'un quelconque moyen pour mettre fin à ses jours, il n'a droit ni à un enterrement dans un cimetière, ni à être mis dans un cercueil, ni à faire l'objet d'une prière. Il doit simplement être enterré sur le bord du chemin pour que tout le monde voie la conduite qu'il a eue.

4. Analyse

Mis à part le terme d'usage courant *ha'apohe*, trois termes plus anciens désignent le suicide : ***fa'a'ā'au – 'ōnohi – oroio*** :

- ***'ōnohi*** et ***oroio*** (deep sorrow, grief, melancholy) with the idea of depressive behaviour, is fully perceived as a long personal inner suffering, secret, hidden, intimate which affects the whole being (body and soul). Ces deux termes sont de proches synonymes dont le contenu sémantique renvoie à un état de profonde souffrance intérieure, un état dépressif qui se manifeste extérieurement par de la tristesse, de la mélancolie qui touche et le corps et l'âme d'une personne.
  Il s'agit ici de grave dépression, de maladie psychologique et psychique dont l'aboutissement final est le suicide. Dans l'ancienne société polynésienne, beaucoup de récits racontent que des hommes et des femmes se laissaient aller en sombrant dans une profonde mélancolie et un grand chagrin quant l'objet de leur attachement leur était enlevé, disparaissait ou ne les aimait plus.
- L'autre terme, ***fa'a'ā'au*** (disembowel, eviscerate, have bowels out) laisse entendre que quelque chose se produit brutalement et violemment, ne laissant aucun doute sur l'issue fatale. En définitive, le recours à ce type de suicide qui fait sortir les entrailles du corps pour leur éparpillement à l'extérieur est terrible du fait qu'il supprime la conscience et détruit la vie intérieure située à cet endroit capital du corps. ***Fa'a'ā'au*** est un moyen radical, à l'efficacité redoutable, de quitter rapidement le monde des vivants, sous le coup de l'incompréhension, de la colère, de la jalousie, et même d'une impulsion. Le ***fa'a'ā'au*** au tient de l'accomplissement, de la réalisation d'un acte fort chargé de sens qui fait partie d'un rituel dont la clef d'interprétation est connue des proches, des habitants, partageant le même environnement et pétris les mêmes valeurs culturelles. En se rendant sur un lieu élevé, tel une montagne ou le sommet d'un arbre, tel le cocotier qui pousse partout dans les îles, pour se jeter dans le vide, le candidat au suicide suit un parcours ritualisé. Ainsi il quitte son monde du bas, celui des vivants, dans le but de ne plus y revenir afin de se mettre en route, d'emprunter un chemin, connu de ceux de son monde, qui le mène vers une hauteur.

- Le lieu haut placé, élevé au-dessus du sol, dominant le bas, représente l'espace des esprits, des morts décédés il y a longtemps, des *ari'i* (chefs titrés de sang royal) et des membres de leurs familles, des *atua* (divinités). La montagne, dans les *paripari fenua* (les chants de glorification en l'honneur d'une terre, d'une île, d'un *ari'i…*) est le symbole de la tête sacrée du ari'i. C'est un espace réservé qui est *tapu* (interdit) aux humains.
- Ceux qui restent en bas, vers le bas, ne sont pas sans ignorer que ceux qui montent, dans des circonstances particulières, le font à dessein. L'ascension vers le sommet de la montagne marque le détachement, la séparation, la coupure, la rupture de ce qui fait partie de la vie corporelle et matérielle des humains. On se prépare à quitter un monde conflictuel, rempli de tensions et de contrariétés pour partir dans un autre monde, celui des esprits.
- Le fait de se jeter dans le vide, à partir d'une hauteur, fait penser à un envol, tel celui des animaux ailés qui volent dans l'espace aérien. Le corps, dans sa chute, se détache et quitte ce qui le relie à la terre, au monde des humains par l'envol, le temps de l'envol, dans les airs, l'espace de l'entre-deux, ciel et terre.
- Enfin, la descente, la chute vers le bas, vers la terre, le monde d'en bas signifie l'entrée dans un espace, un passage que l'on emprunte pour pénétrer dans le *pō*, le monde de la mort mais aussi de l'origine, le monde des ancêtres qui y résident, celui des esprits et des âmes, celui des divinités.

Passer de la vie à la mort était vu comme naturel, normal. Pour le mort qui franchit la frontière qui sépare le monde des vivants de celui des morts qu'il rejoint, il n'y a pas de fin en soi puisque son âme continue à vivre. La mort n'est qu'une étape dans la vie d'une personne, du point de vue des Polynésiens qui croient en l'existence de la vie de l'âme après la mort d'une personne.

Cette représentation du suicide a perdu de son contenu au moment de l'implantation du christianisme avec l'éthique chrétienne qui prône la vie et interdit le meurtre, l'assassinat qui porte atteinte à la vie comme l'énonce la sixième loi du décalogue mosaïque : *« Tu ne tueras point »*. Le suicide désormais considéré comme un délit, est présenté comme une faute grave, un péché, envers Dieu qui donne la vie. Celui qui se donne lui-même la mort, quelles que soient ses raisons, est coupable devant Dieu, et à ce titre, il n'a pas droit à être mis dans un cercueil, avec des prières dites pour son âme. L'exemple à ne pas suivre est enterré près du chemin, à la vue de tous, pour dissuader les candidats au suicide et les culpabiliser.

5. *Conclusion*

Le suicide n'est ni un phénomène nouveau ni un fait de société récent en Polynésie française. Comme nous l'avons montré d'une part par les termes le désignant, d'autre part par les quelques extraits mettant en lumière le suicide dans les îles de la Société, aux Tuāmotu et à Mangareva, le recours au suicide était connu des habitants des îles, et plus encore des familles titrées de sang royal qui représentaient les gens d'une division territoriale, *mata'eina'a*, ou d'une île entière face aux autres familles royales des terres voisines. On n'en avait pas particulièrement pas peur, on ne se culpabilisait pas non plus parce que la vie ne s'arrêtait pas à la mort du corps et que l'âme du mort continuait à vivre dans l'au-delà, dans le monde de ceux qui ont quitté les vivants pour rejoindre leurs ancêtres.

De nos jours, le suicide a pris une autre dimension et une autre signification. Il est un fait de société qui traduit un mal être, comme dans toute société en perte de repères, dont les causes sont à trouver, non plus seulement dans la culture polynésienne telle qu'elle est vécue ici, mais aussi dans tout ce qui déconstruit l'humain, sous tous ses aspects.

6. *Références bibliographiques*

1. Eugène Caillot, 1914. *Mythes, légendes et traditions des Polynésiens*. Paris : Ernest Leroux (réédité par Haere Pō, 2010)
2. C. Maxwell Churchward, 1959. *Tongan Dictionary (Tongan-English and English-Tongan)*. The Government of Tonga.
3. Davies, J. 1851. *A Tahitian and English Dictionary*. Tahiti : London Missionary Society's Press.
4. Mgr I.R. Dordillon, 1999. *Grammaire et dictionnaire de la langue des îles Marquises* (première édition, 1904). Tahiti : Société des Études océaniennes.
5. Fare Vāna'a, 1999. *Dictionnaire Tahitien-Français Fa'atoro parau Tahiti-Farāni*.
6. Teuira Henry, 1962. *Tahiti aux temps anciens*. Paris, Publication de la Société des Océanistes.
7. Père Honoré Laval, 2013. *Mangareva Ère païenne*. Pape'ete : Haere Pō (réédition),
8. Pratt's Grammar & Dictionary of the Samoan Language, 1862, 1st edition, The Malua Printing Press.
9. Mary Kawena Pukui & Samuel H.Elbert, 1986. Hawaiian Dictionary – Hawaiian-English, English-Hawaiian. Honolulu : University of Hawaii Press.

10. Stephen Savage, 1980. *A Dictionary of The Maori Language of Rarotonga*. Institute of Pacific Studies, USP with Ministry of Education Government of the Cook Islands. (REED A., 1948. Concise Māori Dictionary. Auckland : Reed Methuen Publishers LTD)
11. J. Franck Stimson & Donald Marshall, 2008. *A Dictionary of Some Tuamotuan Dialects of the Polynesian Language* : Tahiti : Société des Études Océaniennes.
12. *Te aebi no Taheiti e te Parou Mata mua i parau Hapi iaitea te Perini e te Ridini Te Parou no Taheiti*, 1810. London, printed by the Missionary society.
13. *Tafai*, The Journal of the Polynesian Society, Vol. XXI, 1912.
14. Te Rangi Hiroa (Peter Buck), 1938. *Ethnology of Mangareva*, B. Bishop Museum, Bulletin 157.

III. Quand des divinités se font la guerre, il y a suicide, *te 'ōnohi*, chez les humains, Simone Grand

Dans un mythe tahitien des origines, la guerre des divinités entraîne le suicide, *te 'ōnohi*[18].

Bien avant les commencements, seule était la Nuit où tournait l'œuf contenant Ta'aroa-nui-tahi-tumu l'ancêtre des dieux et des humains. Puis Ta'aroa brisa sa coquille Rūmia, appela ce qui préexistait à l'existence et se blottit dans une nouvelle coquille. Rūmia devint la coque des cieux divins. Ta'aroa fit apparaître le divin Tumu-nui puis d'autres dont Papa-tū-'oi, Pic-acéré-dressé qui prit pour femme Ātea issue de Rūmia. À leur fils, le grand-père Ta'aroa donna son souffle et fabriqua la peau à partir d'écorces multiples et d'éléments. Puis, Ta'aroa enjoignit Ātea à façonner le corps de son enfant qui devint Tāne, dieu de la beauté. À Tumu-nui échut la Nuit ; à Tāne le 10e ciel, des messagers prestigieux et d'innombrables amis. Ta'aroa fit de son petit-fils un dieu bien plus puissant que Tumu-nui qui en prit ombrage. Aussi, soutenu par l'habile et rusé Ta'ere, Tumu-nui déclencha les hostilités contre Tāne. Le combat se déroula dans les cieux, la Nuit et sur Terre dite le Jour.

Aidé de Ta'ere, Tumu-nui lança dans le ciel une forte pluie, de fortes averses, une rosée permanente et de la pluie à convulsions et ankylose des jambes.

Tāne riposta par la sécheresse et un ciel d'une infinie pureté.

Tumu-nui, provoqua la famine, le rachitisme, la maigreur, la mort et le suicide d'humains.

Tāne lança sur terre la surabondance et la biodiversité.

Te Tumu lança la somnolence nuit et jour.

Tāne en colère envoya la mort mais aussi l'éveil du jour et le sommeil la nuit.

18. Henry Teuira *Tahiti aux temps anciens* 2000, pp. 361-363 ; *Mai te Pō* maira te Ao, GRAND Simone 2013, pp. 88-91.

La guerre faisait encore rage quand Renom-célèbre *ari'i* sur Terre et Conciliateur son ami apaisèrent Tāne qui, à Punaauia planta *te pua no'ano'a*, l'odorant *Fragrea* en signe de paix. La Nuit, le Jour et les cieux se réconcilièrent. Cessèrent les conflits sur Terre et dans le ciel éternel de Tāne.

Dans ce mythe, la détresse humaine conduisant à la mort y compris par suicide est due à la guerre entre divinités. Les signes en sont : ciel gris, pluies à convulsions et ankyloses des jambes, somnolence jour et nuit, insomnie nocturne, disette et maladie. Conditions délétères combattues par Tāne qui lance sur Terre : beau temps, prospérité, éveil du jour et sommeil de nuit. Étonnant texte rappelant une situation présentée au dispositif ethnopsychiatrique où j'œuvrai un temps, en médiatrice.

1. Un 5 mars, Vaiata désespérée tente de réconcilier les dieux ennemis

Vaiata a trente-trois ans lors du séminaire d'ethnopsychiatrie en l'an 2000. Adressée par son psychiatre qui la traite pour dépression nerveuse, elle est l'objet de tremblements incontrôlables des membres inférieurs. Accompagnée de son fils âgé de huit ans et de Mere sa belle-mère, elle vient dix fois en consultation, enrichissant un récit au départ confus, pauvre et répétitif puis coloré et cohérent, retrouvant son sourire et voyant réduire ses doses médicamenteuses.

Elle raconte être tombée malade après s'être lancée dans une entreprise avec son mari, où, associés à des proches, ils se virent contraints de vendre la seule terre ancestrale restante.

Se vivant victime impuissante d'une escroquerie, cette famille s'est retrouvée entraînée dans une cascade d'actes funestes. Le mari qui ne buvait pas une goutte d'alcool en but de manière inconsidérée libérant une violence meurtrière sur un compagnon de beuverie. Il fut condamné à dix ans de prison. Vaiata se démène pour éviter la saisie de la terre de sa belle-mère. Elle se dispute avec son beau-frère. À la bataille de mots *« sorts »* succède la violence physique. elle se moque de lui. il saisit une pioche dont le fer tombe *« miraculeusement »* en arrière au moment de la frapper. Le manche l'atteint à la joue. Elle perd connaissance. Ouvrant les yeux, elle aperçoit la statue de l'ange Moroni qui surplombe la chapelle mormone voisine[19]. Elle se fait mormone, désobéissant une deuxième fois à son père qui l'avait élevée dans la foi *sanito* : 'A fa'aro'o, *« Garde la foi ! »*. Elle évoque ce père adoré. Trois ans avant sa mort en 1987, diabétique, il venait de se faire amputer d'une jambe, elle lui dit : *« si tu meurs, je vais quitter la religion »*

19. Elle habite un quartier de la ville concentrant le plus grand nombre de lieux de cultes : catholique, protestant, mormon, adventiste, judaïque et chinois. Mais rien du sacré tahitien.

« Il travaillait pour Dieu. Je pensais qu'il serait éternel. Quand il est mort, j'ai eu envie de mourir, j'ai couru sur la route en espérant être renversée par une voiture. J'allais me jeter du haut du pont de la rivière Fautau'a. Un passant m'a rattrapée et ramenée à la maison. Plus tard, j'ai rencontré mon mari et nous nous sommes mariés. Il est adventiste. Je me suis faite adventiste... Depuis nos problèmes financiers, j'ai l'impression qu'un esprit malin veut ma mort. Aux environs du 1er mars 1999, pendant trois nuits, je n'ai pas dormi. »

2. « C'était un vendredi, un 5 mars. »

Chez les adventistes, comme chez les Juifs, le vendredi, veille du sabbat, tout est préparé pour que le samedi soit consacré à la prière, aux dévotions. En Polynésie française, le 5 mars est férié, fêté date anniversaire de l'arrivée en 1797, du *Duff*, navire missionnaire protestant anglais. Le *Duff* est arrivé le 4 mars ! la ligne de changement de date n'avait pas été prise en compte, durant quarante-sept ans, le samedi fut pris pour un dimanche. Le calendrier universel fut rétabli mais la date erronée conservée comme repère ! En 2003, la rue de l'*Artémise* fut débaptisée rebaptisée : *« rue du 5 mars 1797 »* !

Ces premières nuits de mars 1999, Vaiata ne dort pas. À Moorea, où elle vécut avec son mari avant leurs problèmes, la beuverie et l'incarcération, elle pense au récit entendu près d'un *marae*. Un guide touristique y racontait une guerre entre les chrétiens de Tahiti et les guerriers de Moorea.

« Les Chrétiens apportaient l'évangile et les guerriers de Moorea disaient : "On a déjà des dieux, pourquoi faire un autre dieu encore ? " et, pour finir ils ont fait la guerre. Ils étaient pas d'accord. Je sais pas comment ça s'est terminé, j'ai pas tout retenu. Et ça m'a travaillé,... j'ai besoin de retrouver la force de mes ancêtres et de m'unir à cette religion d'aujourd'hui. Tant que j'arrive pas à trouver une solution, je serai pas libre. Quand mon père est mort, il a tout emporté avec lui et j'ai eu beaucoup de problèmes. »

« Je sentais un esprit de malédiction... et il n'y avait que mon père qui pouvait me protéger. Je ne dormais plus. J'étais allée voir le docteur du dispensaire qui m'a dit d'aller voir un psychiatre. Je suis allée à l'église sanito et la femme pasteur a fait une prière et a vu que ma lumière était floue et avait besoin d'être éclairée. Quand je suis sortie, c'est resté dans ma tête, " ma lumière devait être éclairée ". J'étais dans le noir... alors je recherchais la lumière... Je suis partie de la plage. Je me captais sur le coucher de soleil et les étoiles qui allaient se lever. Je parlais toute seule et voyais les éclairs qui commençaient à éclairer la nuit qui tombait. J'allais vers le large, le récif au coucher du soleil. C'était dangereux. La lumière pouvait aussi me tuer... C'est là que des gens qui m'ont vue ont alerté les pompiers. »

Mere raconte que Vaiata lui avait pris son chapeau du sabbat et le portait sur la tête et, sur le dos, dans un sac plastique, ses propres vêtements du sabbat.

Ainsi quand les mots manquent car ils n'ont pas été transmis, le corps parle[20] par des actes rejoignant la dimension des héros mythiques et raconte un épisode vécu et occulté par une population. Elle nage, munie de ses vêtements de chrétienne, vers le lieu temps où le jour et la nuit coexistent tout en lançant des éclairs. Comme Māui intimant au soleil de ralentir sa course, elle intime aux dieux la réconciliation où elle pense trouver la force et la lumière pour résoudre ses problèmes. Elle veut rejoindre son père, sa force et sa lumière. Après avoir essayé les églises chrétiennes, elle est allée vers l'ouest, le monde des défunts polynésiens disqualifiés.

Elle dit que ce 5 mars-là, depuis le lever du jour, elle a fait des allers-retours, récif – plage avant *« d'aller vers le soleil couchant pour ne plus revenir... J'allais vers la mort. »* Concernant sa nage vers l'ouest, elle précise :

« À Moorea, je voulais arrêter la guerre. Ce 5 mars-là, ce poids[21] pesait sur moi. je veux qu'on respecte mes ancêtres, je ne veux pas qu'on leur fasse du mal pour la religion. Avec les mormons, ça va bien. Pour mon fils aussi dont ils s'occupent. Je crois que mon père devait être catholique comme ses frères et sœurs puis il est devenu sanito. Moi j'ai changé deux fois. »

Désignée médiatrice, je rendis visite à Vaiata chez sa mère entourée de deux de ses sœurs. À leur demande, j'entamai des recherches sur leur ancêtre anglais. Je fus très embarrassée de leur apprendre que l'homme de la photo fièrement brandie est un homonyme ayant quitté le Pacifique en 1824 alors que leur aïeul issu de l'union entre un Anglais et une *Pa'umotu* est né en 1868 ! Elles ne m'ont jamais fourni des éléments d'état civil permettant de retrouver la trace du véritable ancêtre anglais, aucunement responsable de la guerre entre les dieux. Étrangement, leurs origines polynésiennes ne furent évoquées que par rapport à cet Anglais et ce, sans une once de quelconque fierté ! presque avec gêne ! Le jour où Robert, l'époux de Vaiata est autorisé à sortir de prison pour venir en consultation, il révèle l'existence d'une autre divinité révérée dans cette famille. Robert dénigre les Tahitiens qui ne savent pas faire de l'argent, contrairement à ses amis chinois.

« L'argent c'est le mana. J'ai dédié mon fils à l'argent. Quand j'en gagnais, je lui mettais dans les mains des billets de 5 000 et de 10 000. Je les lui faisais sentir et toucher. »

20. Selon T. Nathan, (1986 : 98) : *« Le délire contient le vécu subjectif d'une portion de discours culturel... – De ce fait, le délirant incarne, anime, stricto sensu, confère une âme à une pensée qui jusqu'alors sommeillait dans une "chambre froide" culturelle... – ces particularités impliquent que le délirant rencontre inévitablement un "théoricien" – guérisseur, chaman... qui connaît cette pensée culturelle à travers les mots. »* Dans le cas de Vaiata, ce n'est pas un chaman qui lui a restitué *« cette pensée culturelle à travers les mots »*, mais l'anthropologie médicale du dispositif ethnopsychiatrique.

21. À propos de poids, elle formule l'idée suivante : *« je perdrai du poids quand j'aurai récupéré ma force. »* Ainsi, *« perdre du poids c'est être fort et prendre du poids, c'est être faible »* a résumé L. Hounkpatin.

Vaiata ajoute :

« Petite, j'ai avalé une pièce de monnaie. Mais cet argent, dès qu'on l'a, il faut le dépenser, tout le dépenser. Il faut en gagner encore et encore, car rien ne reste. Il file entre les doigts, il brûle. »

Lors de la séance, je leur ai résumé *L'Énigme du don* de Maurice Godelier. Quand il fut question des objets sacrés, inaliénables, qui ne se vendent ni ne se donnent mais sont transmis à la descendance, Vaiata a dit : *« Oui c'est la terre »*.

3. Discussion

Cette famille au *look* polynésien incontestable, semblait parfaitement adaptée à la vie moderne. Ils faisaient de l'argent. En voulant davantage, ils vendent leurs terres marqueurs d'une filiation peu valorisante à leurs yeux. L'argent file. Ils mettent en gage la terre de Mere, leur dernier lien filial. Ils la perdent. Mere n'a plus de chez soi. Robert boit, perd le contrôle de sa violence et… sa liberté. Vaiata perd la raison. Hiro leur fils voit ses parents changer de statut social : le père prisonnier, la mère handicapée. Leurs résidences sont désormais : la prison, l'hôpital, le foyer éducatif; voire le logement social. Il opte pour la délinquance.

À Moorea où elle fut heureuse, Vaiata entend le récit de guerre entre dieux polynésiens et dieux blancs. Elle est persuadée que *« son ancêtre anglais »* en est responsable. Après des nuits d'insomnie, elle met en acte le mythe du retour vers les origines, nage vers l'ouest, au coucher du soleil où les éclairs fusent. Elle exige des dieux de cesser la guerre et de l'aider.

Alors que Vaiata ne parle qu'en français, Robert condescend à s'exprimer en tahitien tout en enviant les Chinois qui n'avaient pas de terre mais savent *« faire de l'argent, du mana. »*

Il y a confusion entre l'offrande (l'argent) et la divinité. À l'argent a été dédié l'enfant et non à ses ancêtres, au dieu chrétien ou à la terre, *fenua*, où le placenta, *pū fenua*, était *tanu*, planté, avec un jeune plant d'arbre qui devait permettre d'entrer dans le système d'échange. Et c'est à l'enfant qu'est offert l'argent, comme s'il était lui-même une déité.

Même s'ils changent de religion, ils donnent l'apparence de cette piété qui fait dire aux commentateurs atteints d'une paresse de la pensée : *« Les Polynésiens sont profondément croyants. »* Comme s'il existait un gène spécifique de la croyance polynésienne ! Cette apparente religiosité où sont appris par cœur des versets bibliques en véritables kits de prêt-à-penser et à-parler, pourrait révéler le développement de *« Faux self »*. (D. W. Winnicott[22])

22. *« le Faux-Self révèle la dissociation… L'individu a investi son apparence, protégeant son Moi derrière un écran social rigide. »* (Wikipedia)

Sous la religion chrétienne affichée et/ou les successives adoptées, cette famille est traversée de violents courants contradictoires résultant de l'affrontement entre plusieurs divinités : le dieu chrétien, le père divinisé, le fils déifié, les divinités polynésiennes discréditées présentes niées, le faux ancêtre anglais occultant le vrai, l'argent dieu.

D'être Polynésien par le sang, la langue et la terre, leur semble peu reluisant. Ils se débarrassent des marqueurs pourtant sacrés ou justement parce que sacrés mais d'une sacralité diabolisée de leur polynésianité pour attraper des chimères d'autrui. Une fois *« délestés »* de leur sacralité originelle, ils ne sont plus que des charges pour la société.

Dans les béances de ce qui les avait fait membres d'une collectivité humaine en un lieu donné, à un moment donné, les repères claironnés se dérobent. L'effondrement est inévitable. L'étonnant est que les exemples d'effondrement ne soient pas plus nombreux.

Et c'est comme si Vaiata, Robert et Hiro avaient été désignés par la famille pour exprimer le le mal être, la crise identitaire familiale, selon le principe du *« patient désigné »* en systémique. Cela a pu conduire Vaiata au suicide, Robert au meurtre et Hiro à la délinquance.

Dans quelle mesure le système familial, amical, professionnel et social a-t-il distribué les rôles où inévitablement certaines personnes portent le mal-être de l'ensemble tout en confortant celles et ceux en apparente bonne santé dans leurs postures ?

4. Conclusion

Le mythe polynésien décrivant le lien entre la guerre des dieux et le suicide, offre une autre possibilité de mise en mots des tensions qui nous traversent.

Une patiente a restitué dans son délire, un mythe qui sommeillait dans une *« chambre froide culturelle »*. En l'absence de chaman éclairé, l'anthropologie médicale a pu proposer des clefs de compréhension. Car selon Laplantine : *« ... le travail de l'anthropologie médicale consiste à dévoiler ce qui socialement devait rester occulté. »*

Semblent à l'œuvre et à notre insu, des récits mythiques très anciens et des mythes plus récents déguisés en faits historiques, vérités familiales et sociales que la vie vient questionner, ébranler voire démasquer. Sous le monothéisme revendiqué et affiché de nombreuses divinités s'affrontent dans des combats généralement niés et destructeurs. Dans quelle mesure la diabolisation des origines intervient-elle dans la délétère perte de l'estime de soi ?

Dans quelle mesure les faux-selfs inévitablement à l'œuvre conduisent ou non à l'acte fatal quand se défient successivement ou en même temps multiples déités ?

Dans quelle mesure le groupe familial, professionnel, voire la société toute entirèe doivent-ils être informés que les personnes qui se sentent acculées à l'autolyse pourraient être parfois des *« patients désignés »* chargés quelque part d'exorciser un mal-être général ?

Devant quelqu'un qui n'arrive plus à dormir et ne réussit plus à déconnecter son cerveau de ses obsessions délétères, nous nous sentons bien démunis. L'étau glacé de la solitude et la perte de l'estime de soi sont des réalités immatérielles puissantes. Elles nous défient dans un combat sans merci où les trêves nous permettent à peine de souffler. Très vite, il faut repartir à la bataille et mobiliser toutes les ressources du corps et de l'esprit de la personne pour qui la vie a perdu toute saveur. Retrouver l'amitié de son propre corps et de son environnement est bienfaisant. Nourrir sa pensée est aussi essentiel que s'activer le jour et bien dormir la nuit. Métier valorisant, famille aimante, cercle amical, danse, sport, jeux, travaux physiques, lecture, écriture, théâtre, musique, cinéma, sculpture, etc. La liste est longue de ce que les sociétés ont inventé pour aider à se raconter sa propre histoire et la rendre amicale. Même si ça ne suffit pas toujours à retenir parmi les vivants, les personnes tentées par le gouffre.

IV. Comment les légendes polynésiennes racontent-elles la mort ?, Edgar Tetahiotupa et *Tātauāhono* – Tatouer l'indéfectible lien – Apprivoiser la mort, Patrick Araia Amaru

Telle est la question que pose cet article. De manière plus précise : Comment la mort est-elle vécue dans la société polynésienne ? Comment la famille qui a perdu un être cher vit-elle le deuil ? Comment le surmonte-t-elle ? Existe-t-il un au-delà, une vie après la mort ? En somme, comment les légendes polynésiennes peuvent-elles aider la famille polynésienne à surmonter la perte d'un être cher ?

1. Comment les légendes polynésiennes racontent-elles la mort ?, Edgar Tetahiotupa

Présentation des différentes légendes

• La légende du cocotier

Hina, jeune fille nubile, fut promise à un prince. Découvrant que ce prince n'était autre qu'une anguille, elle s'enfuit chez Maui[23] à qui elle demanda protection. L'anguille la pourchassa. Maui s'interposa s'ensuit alors un combat entre lui et l'anguille. Il la tua, la décapita, enveloppa la tête dans des feuilles, puis la remit à Hina, lui conseillant de ne point la poser par terre. Hina s'en retourna chez elle. En cours de route, elle eut chaud. Oubliant le conseil de Maui, elle posa son paquet à terre et prit un bain pour se rafraîchir. Elle continua sa route puis se souvint soudain du paquet qu'elle avait laissé à terre. Elle rebroussa chemin et découvrit à la place un arbre étrange, longiligne, à son extrémité une gerbe de grandes et longues feuilles affichaient sa magnificence, ainsi que d'énormes grappes de fruits excitant la curiosité et la convoitise de Hina. C'était le premier cocotier[24].

23. Maui est considéré à la fois comme un héros, un demi-dieu ou un dieu.

24. Teuira Henry, p. 624

• La légende de l'arbre à pain

Sur l'île de Raiatea sévit une grande famine. Ruataata et son épouse ne savaient que faire. Ils eurent pitié de leurs enfants qui leur réclamaient à manger. Alors, ils décidèrent de s'en aller dans les montagnes pour manger des fougères. Le soir, ils trouvèrent refuge dans une caverne. Durant cette nuit Ruataata dit à son épouse : *« O Rumauarii lorsque tu t'éveilleras le matin va dehors et tu verras mes mains qui sont devenues des feuilles, regarde le tronc et ses branches, ce sera mon corps et mes jambes, et le fruit rond que tu verras sera mon crâne ; le cœur du fruit sera ma langue. Fais rôtir le fruit, laisse-le tremper dans l'eau, puis enlève la peau en le battant et manges-en, puis donnes-en à nos enfants ; ainsi vous n'aurez plus faim*[25]*. »* Ruataata sortit de la grotte laissant la femme toute seule avec les enfants.

Le lendemain, lorsque Rumauarii voulut sortir, qu'elle ne fut sa surprise de constater qu'un bel arbre ombrageait l'entrée de la grotte. Ainsi se souvint-elle des propos tenus la veille par son époux. *« Tout en pleurant, elle ramassa les fruits, les fit rôtir et après les avoir trempés dans l'eau selon les indications de son mari, en nourrit ses enfants et en mangea elle-même »* (*ibid.*, p. 439).

• La légende de Pipiri mā

La légende raconte que par une nuit splendide, TauaTiaroroa et sa femme Rehua partirent à la pêche, tandis que leurs enfants Pipiri et Rehua dormaient paisiblement sur leurs nattes. La pêche fut bonne, les parents revinrent et préparèrent le dîner. L'odeur appétissante des mets réveilla Pipiri et sa sœur. Rehua demanda à son mari de réveiller les enfants. Celui-ci, craignant d'interrompre leur sommeil, décida de les laisser dormir. Entendant cela, les enfants furent profondément blessés. Alors, ils décidèrent de s'enfuir. Le repas achevé, les parents se dirigèrent vers la case. Ils n'y trouvaient personne. Ils aperçurent au loin, les enfants s'enfuyant. Les parents les poursuivirent. Les enfants gravirent la montagne et s'accrochèrent à un cerf-volant qui les emporta vers les cieux. La mère les supplia de revenir, mais rien n'y fit. Folle de douleur, elle n'entendait plus son mari qui lui disait de rentrer à la maison[26].

• La mort comme don de soi

Les trois actes ont été volontaires. La légende de l'arbre à pain nous raconte de manière explicite que Ruataata fit don de son corps pour nourrir sa famille. En revanche, celle du cocotier, racontée par Teuira Henri, n'exprime pas de manière précise, cette idée. Il faut se rendre aux îles Samoa pour avoir cette

25. Teuira Henry, pp. 438-439

26. Gilbert Cuzent, pp. 161-163.

information. En effet, dans sa dernière volonté, Tuna recommanda à Hina de prendre sa tête, de la planter, de se désaltérer de son fruit, d'utiliser la noix comme gourde, les feuilles pour couvrir sa maison… Par ailleurs, connaissant son destin, il accepta le sort qu'on lui avait réservé en avalant la boisson empoisonnée qu'on lui avait offerte[27]. À Mangaia[28], Tuna demanda à Hina de lui trancher la tête[29]. Qu'en est-il de Pipiri mā ? Les deux enfants ont pris l'initiative de s'enfuir. Ils se sont transformés en étoiles[30].

Dans ces trois légendes, les femmes pleurent la disparition d'êtres chers. En effet, dans une version maorie[31], Tuna demande à Hina d'enterrer sa tête et de l'arroser de ses larmes[32]. Dans la légende de l'arbre à pain, Rumauarii pleure la disparition de Ruataata. Quant à la légende desPipirimā, il n'est pas explicitement dit que la mère pleure la disparition de ses enfants, mais elle était folle de douleur, ce qui laisse supposer qu'elle pleurait. Dans cette légende, ce sont les enfants qui vont porter l'eau au ciel dont on suppose que ce sont les larmes de la mère[33]. Celles-ci vont se transformer en nuage puis en pluie qui va arroser la terre et qui va nourrir les hommes. Il n'est plus question de mort définitive, mais de renaissance.

C'est sans doute comme cela qu'il faut comprendre le rôle des pleureuses[34] lors de rites funéraires dans les sociétés traditionnelles. À l'article de la mort ou parfois après le décès, les femmes hurlaient, gémissaient de manière violente. Cela consistait en une trille lente de sons variés, des voyelles, sortis des profondeurs de la gorge. Ce chant se nomme *uehaaneinei*, pour *ue* signifiant pleurer et *haaneinei*, faire en sorte que cela soit proche, c'est-à-dire, proche du défunt.

• Naissance et/ou renaissance[35]

Le prince, qui a pris la forme d'une anguille, s'est transformé en cocotier. Celui-ci en a gardé les caractéristiques :

- la noix représente sa tête sur laquelle on distingue une bouche et ses deux yeux ;

27. OF Nelson, p. 132
28. Mangaia fait partie îles Cook
29. JC Andersen, p. 259.
30. Ce sont les deux dernières étoiles de la Constellation du Scorpion. Pipiri est Schaula, l'avant-dernière, la suivante, plus petite, est Lesath, sa sœur. C. Guéhénnec, p. 154.
31. C'est-à-dire une version de Nouvelle-Zélande.
32. University of Wellington, p. 3. Selon cette information, on peut établir une relation entre « *arroser* » et « *larmes* ». Arroser, dans ce contexte, évoque la pluie, *ua* en tahitien. Par ailleurs, les langues polynésiennes, et ici le tahitien, procède de substitution de son, « *a* » à la place de « *e* » et inversement, comme dans *mei'a* et *mai'a* (bananes), *perete'i*, *pereta'i* (grillon). Le même processus pourrait s'appliquer ici entre *ua* (pluie) et *ue* (pleurs). Cette idée de larmes, nous le trouvons dans le texte de T. Henry (p. 435), « *les larmes devinrent l'eau contenue dans la noix* »
33. E. Tetahiotupa, p. 10
34. ESC Handy, pp. 103-104.
35. On aurait pu, tout aussi bien, mettre « *incarnation ou réincarnation* ».

- le tronc de forme longiligne est son corps;
- les feuilles sont ses cheveux;
- les pédoncules qui portent les noix sont ses oreilles;
- la matière spongieuse qui se trouve dans la noix, lorsque celle-ci arrive à un stade de maturité avancée est son cerveau;

Par ailleurs, nous pouvons relever un rapport étroit entre la coque d'une noix et le crâne humain. En effet, la jeune noix, encore souple, sert à réparer les fractures de crâne humain. Rappelons que l'arbre à pain dont nous avons évoqué la transformation porte aussi les caractéristiques de l'être humain. Quant aux enfants, Pipiri mā, ils se sont transformés en étoiles. Celles-ci sont considérées comme des ancêtres réincarnés qui guident leur peuple dans leur périple en mer, et qui organisent le cycle de la vie, c'est-à-dire, des différentes saisons.

- À la question de la mort, quelles réponses peuvent apporter la tradition polynésienne?

La vie moderne fait partie de notre quotidien. Le Polynésien, de manière générale, n'organise plus son monde comme le faisait ses ancêtres. On peut penser, de ce que l'on peut comprendre des légendes, que le Polynésien compensait l'absence de l'être aimé par une présence autre (cocotier, arbre à pain, Pipiri mā). Il était connecté à l'univers qui l'entourait, car il se considérait comme faisant partie d'un tout. La vie et la mort procédaient de l'ordre naturel des choses. Cette manière de considérer les choses pouvaient, selon toute vraisemblance, l'aider à mieux vivre son deuil et ainsi à soulager sa douleur.

Dans sa relation avec la mort, existe-t-il, actuellement, des réminiscences issues de cette société traditionnelle? La réponse à cette question sera donnée dans le chapitre suivant par Patrick Araia Amaru.

Bibliographie

1. Andersen JC. *Myths and Legends of the Polynesians*, New York, Dover Publications, Inc, 1995, 512 pages
2. Handy ESC. *The Native Culture in the Marquesas, Hawaii,* Bernice P. Bishop Museum, Bulletin 9, Baayard Dominick Expedition, Publication Number 9, 1986, 358 pages.
3. Henry T. *Tahiti aux temps anciens*, Paris, Société des Océanistes, Musée de l'Homme, 1968, 671 pages.
4. Cuzent G. *Archipel de Tahiti, recherches sur les productions végétales*, Papeete, HaerePō, 1983, 208 pages.
5. C. Guéhennec. *L'année et le ciel polynésiens dans les îles de la Société d'avant le contact*. *In* : Haere Po. Le ciel de Tahiti et des mers du Sud, Haere Po, 1988 : 154.

6. Tetahiotupa E. *Rite de passage : parcours initiatique, Pipiri mā ou les prémices de Matarii*, Matari'i, la revue du C.I.E.L., 2012 : 7-19.

Sitographie

1. Nelson OF. Legends of Samoa. *In* : Journal of the Polynesian Society, Auckland, Volume 34, n° 134, 1925 : 124-145.
2. University of Wellington, Legends of the Maori, The Origin of the Coconut – A legend of Maniki Island (? ?), 3 pages.

2. Tātauāhono – Tatouer l'indéfectible lien – Apprivoiser la mort, Patrick Araia Amaru

Présentation.

Tātauāhono est l'assemblage de trois mots, *tātau – ā – hono*. *Tātau* se traduit maintenant par tatouage. Mais ce terme-ci, tel que l'on conçoit actuellement, n'est qu'un pâle reflet de la réalité polynésienne. En effet, pour être plus précis, il peut se décomposer en deux mots : *tā* et *tau*. *Tā* signifie écrire, frapper. Mais écrire et frapper où? Sur la peau, dans la chair… d'une manière ineffaçable, presqu'éternelle. *Tau* signifier aussi se poser, saison, temps. C'est le temps qui court, qui nous échappe. Donc *tātau* va au-delà du simple motif décoratif d'un tatouage d'apparat. *Hono* signifie : file, joindre, lien. *Tātauāhono* peut donc se traduire par : écrire dans le temps et dans la peau le lien, entre ce qui fut, ce qui est et ce qui sera. Pour *tātauāhono*, j'ai décidé d'adopter la traduction suivante : **Tatouer l'indéfectible lien**, avec pour sous-titre **Apprivoiser la mort.**

Les prénoms

J'ai trois enfants : Maruia, Matahi et Hiriata. Pour chacun de mes enfants, j'ai écrit un poème qui explique et qui donne sens à leur prénom. Ainsi, le prénom **Maruia, Maru/ia** a pour origine *te-**maru**-hau-**ia**-tau-te-marupō*, Maru/ia de la douceur lorsque se pose l'aurore. Le prénom Matahi, a pour origine ***mata-hi**-a-pō o te nuu atua*, **Mata/hi** de la **première lueur** qui surgit dans le *pō*[36] de l'assemblée des dieux. Le prénom **Hiriata** a pour origine pua-iti-***tāhiri**-noànoà-i-te-**ata**-o-te-raì-tuatini*, Hiri/ata de fleur-aimée-qui-**exhale**-les-**nuages**-du-ciel-le-plus-élevé. Mes enfants s'aiment, ils sont fusionnels.

Disparition de Matahi

Hélas, il y a deux ans, le 28 mars 2012, à 18h30, mon unique fils, Matahi Amaru s'en est allé, tué, grillé au soleil lors d'une marche forcée, organisée

36. Pō signifie nuit. C'est le monde des esprits, des dieux.

par le Groupement du service militaire adapté (GSMA). Ce fut, et c'est encore un drame pour tout le monde, la famille, les amis. Car sa disparition va à l'encontre de l'ordre établi, à l'encontre de l'harmonie, à l'encontre de la logique des choses qui veut que les enfants remplacent les parents, s'occupent des parents, engendrent des enfants et assurent ainsi la descendance. Il était entré au GSMA pour travailler comme responsable du réseau informatique de l'armée. Il s'était mis en ménage et envisageait de construire à Papenoo[37]. Et là, brusquement, la mort, le traumatisme pour toute la famille ! Traumatisme qui s'est traduit pour la mère par une souffrance au ventre, comme si quelque chose, un couteau lui découpait une partie d'elle-même, un bout de sa chair était tranché. La grand-mère de Matahi, ma mère, avait éprouvé les mêmes douleurs… douleurs du lien, de la filiation rompue. Sa petite amie a attenté, sans succès heureusement, à sa vie. Nous n'avons pas encore fait notre deuil et nous ne ferons pas notre deuil tant que toute la lumière ne sera pas faite sur la mort de notre fils. La question qui nous est venue à l'esprit fut la suivante : comment rétablir ce lien avec notre enfant disparu sans utiliser de médiums, de tables tournantes… car trop éloignés des représentations de notre culture ?

Le papillon (*te pepe*)

Dans notre famille, le papillon commun noir avec des taches bleues tient une place particulière dans l'imaginaire, dans les représentations qu'il engendre.

Le papillon animal totémique (*te pepe èi tāura fetii*)

Pour nous, le papillon est un animal totémique, un animal protecteur. Il représente l'ancêtre disparu. Ce papillon nous accompagne dans nos tâches quotidiennes, il est là devant le pare-brise lorsque nous démarrons la voiture. Il est sur nos tombes. Il se laisse approcher et il se pose même sur nos doigts. Dans la famille, nous pensons que, à travers ce papillon, l'âme d'un de nos chers disparus, l'âme de nos ancêtres nous rend visite. Ils sont toujours là, autour de nous, à nos côtés, à veiller sur nous. Ils ne nous ont jamais entièrement quittés.

Papillon posé sur une fleur de la tombe (*te pepe i te tiare i te hunaraa maì*)

Sur cette diapositive, ce papillon est posé (*tau*) sur une fleur d'un bouquet de la tombe de mon fils à Papenoo[38].

L'autel du *marae*[39] ancestral (*te ahu o te marae tupuna*)

La tombe de mon fils est à une dizaine de mètres de l'autel (ahu) du *marae* familial.

37. Une des communes situées sur la côte est de l'île de Tahiti.
38. Une des communes associées de la commune de Hitiaa-ote-ra sur l'île de Tahiti.
39. Lieu cultuel polynésien ancien

Ce papillon qui nous lie aux ancêtres *(te pepe o te hono ia mātou i te mau tupuna)*

Géographiquement, tout est réuni, tout est lié, tout est en connexion. Mon fils est enterré dans le cimetière familial, avec son grand-père, ses ancêtres à côté de l'autel du *marae* familial. Et le papillon (*pepe*) fait le lien entre nous, lui, les ancêtres, la terre, l'invisible, dieu... Et ce rapprochement géographique, presque physique, nous permet d'être au contact de notre enfant à n'importe quel moment de la journée, ce qui ne serait pas le cas s'il avait été enterré dans un cimetière communal. Cette proximité géographique nous aide à nous réapproprier sa mort et à supporter notre chagrin.

La mort (*te pohe*)

Ici, la mort est représentée par cette photo. Elle a été prise la nuit au cimetière familial. On voit une lampe-tempête allumée, accrochée à un arbre. Pourquoi avoir choisi cette photo ? En vérité, je ne sais pas. C'est la photo qui m'a choisi.

Quel sens donner à la mort ?

L'année dernière, Edgar et moi avons assisté à une veillée. Une amie avait perdu sa fille unique, dans la fleur de l'âge, à 24 ans, comme Matahi. Nous avons essayé de comprendre ce qu'est la mort à travers nos représentations polynésiennes.

Le concept occidental de la mort, l'arrêt physique de la vie, a été traduit en tahitien par *pohe*. Il peut être découpé de la manière suivante : *pō/he*. *Pō*, c'est la nuit. Pour les polynésiens, il ne s'agit nullement de ténèbres, de démons, mais de la nuit des dieux, de la nuit de la création (*rahuraa*). *He*, c'est la chenille.

La mort, la naissance *(te pohe, te fānauraa)*

Pō/he se traduit littéralement par la *« nuit de la chenille »*, où *pō*, la nuit, matrice de la création engendre la chenille (*he*). Cette chenille se métamorphose en papillon (*pepe*). Celui-ci après avoir pondu, disparaît. L'œuf, dans le *pō*, donne naissance à une nouvelle chenille. Ainsi se renouvelle le cycle. *Pohe* n'est donc pas une fin, mais une renaissance. Dans la conception polynésienne, il a un lien étroit avec le papillon symbole de cycle, de renouveau.

La mort, le papillon, Matahi (*te pohe, te pepe*, Matahi)

Matahi, par le sens même de son prénom a donc un lien très fort avec le divin, les dieux. Il justifie pleinement la relation qu'il entretient avec le papillon.

Le lien ancestral, le papillon, Matahi (*Te tāura fetii, te pepe*, Matahi)

La photo du papillon posé sur une feuille de *àuti*[40] a été prise sur la tombe de mon fils. Pour nous, c'est Matahi. Cela peut paraître d'une grande naïveté, mais pour nous, on y croit et cela nous permet de mieux supporter ce vide. Il est absent mais en même temps, il est présent. Il est là-bas mais en même temps, il est ici.

La fleur *tīare tahiti*, Hiriata (*te tīare tahiti*, Hiriata)

J'ai fait part à ma dernière fille, Hiriata, de cette réflexion sur *pohe*. Nous avons tous les deux relevé des choses étranges mais en même temps logiques. En effet, dans la famille, nous avons toujours pensé que le papillon était l'âme des ancêtres, et cette réflexion vient conforter cette croyance. Elle me dit : *« Ç'est bizarre ! Ça fait deux semaines que je pense me faire tatouer. Sur ce tatouage, il y aurait une fleur, c'est moi par rapport à mon nom Hiriata et un papillon, c'est Matahi parce qu'il est mort. Et entre nous deux, il y aura un lien... pour ne pas l'oublier, et une base, un fondement, la terre ! Quels sont les éléments à mettre dans mon tatouage ? Quels sens donner à ces éléments ? »* Je lui ai proposé de retourner dans sa culture et de faire un travail sur elle-même, à travers son nom, ses attentes.

Hiriata *te tīare tahiti* (Hiriata la fleur de *tīare tahiti*)

Tīare appelée aussi *tīare tahiti* ou *te aho pūrotu* symbolise Hiriata. Ce prénom est tiré du poème Hiriata que j'ai écrit à la naissance de ma fille en 1992.

Voici quelques passages :

...te pua tea o te mārama Les fleurs blanches de la lune (*tīare tahiti*)

Hiriata est plutôt de teint clair comme la *tīare tahiti*. Dans la suite du poème, je précise le sens de son prénom.

E ta ù Pua iti tāhiri noànoà Ô ma Fleur aimée qui parfume
I te Ata o te Raì tuatini Les Nuages du Ciel le plus élevé

Quelle est la symbolique de cette fleur ?

Je m'appuierai sur les travaux de Hiriata Millaud[41].

Symbolique de la *tīare tahiti* par Hiriata Millaud.

La fleur se traduit par *tīare*. Ce nom se décompose en *ti* (ou *tī*[42]) et *are*. *Tī* exprime l'idée de jet, de jaillissement, *« d'élévation, de force présence »*

40. *Cordilyne fructicosa*
41. Elle est chargée de mission pour la culture et le patrimoine au sein du Groupement d'intérêt économique (GIE) Tahiti tourisme
42. La barre sur le *« ī »* indique une longueur vocalique, la prononciation se fait plus accentuée.

(Millaud, p. 3). *Are* exprime ici *« la fragrance, la senteur, le parfum »* (*ibid.*, p. 3). En résumé, *tīare* c'est l'élévation de la fragrance. Nous avons ici le lien entre la fleur et le papillon. Ce lien se fait donc à travers l'élévation de la fragrance.

Tiare tahiti, un don des dieux

Hiriata Millaud précise que la *tīare tahiti* est un don des dieux, en particulier le dieu Atea, aux mortels, aux hommes (*ibid.*, p. 7). Nous sommes ici dans le registre du divin.

Te tīare tahiti taipe no te mā (_tīare tahiti_ symbole de la pureté)

Elle avance l'idée que la *tīare tahiti* utilisée par les jeunes filles, lors de cérémonie au *marae*, était symbole de pureté (*ibid.*, p. 16).

En résumé, la symbolique de la *tīare tahiti* nous dit que :

- qu'elle est l'élévation de la fragrance,
- qu'elle est un don des dieux,
- qu'elle symbolise le lien inaliénable entre la terre et les hommes,
- qu'elle symbolise la pureté.

Toutes ces notions apparaissent dans le poème dédié à ma fille. Les travaux de Hiriata Millaud sont venus ultérieurement confirmér ces notions.

Contenu du tatouage

Un papillon protecteur, qui symbolise Matahi, vole au dessus d'une *tīare tahiti* (Hiriata) ouverte, à sept[43] pétales. Dans un mouvement de dualité, d'harmonie et d'élévation, il entraîne dans son sillage la fragrance de la *tīare* qui exhale les nuages. La fleur se développe grâce à la présence du papillon, elle s'épanouit par la seule force de son sillage. Elle doit être l'élément principal du tatouage. Elle est ouverture à la vie, l'élan, l'espoir, le souffle… Quant au papillon, il est protection, bienveillance, compassion, lien indéfectible au-delà du réel et du visible, mais aussi au-delà du temps. Pour ma fille, il s'agit du *tātauāhono*, c'est-à-dire : se faire tatouer dans la peau et dans le temps, le lien avec son frère et avec ses ancêtres.

3. Conclusion.

Nous avons puisé dans nos représentations, dans notre culture, dans notre identité, dans notre langue, dans la symbolique du tatouage (*tātau*) un moyen de s'approprier et d'apprivoiser la mort.

43. Le nombre 7 symbolise la perfection.

4. Bibliographie

1. Hiriata Millaud, *Tīare tahiti, tīare mā'ohi*, ce don des dieux, Collection *'Ite'a*, Tahiti-édition, 2010, 24 pages.

V. L'église Catholique et le suicide, Mg Hubert Coppenrath

1. Introduction

Je voudrais présenter brièvement la position de l'Église catholique sur le suicide, mais j'aimerais vous faire part de ce qui interpelle actuellement notre Église locale.

Pour la foi catholique, la vie est un don de Dieu. C'est un don que nous devons recevoir avec reconnaissance car Dieu veut que, malgré les épreuves et les souffrances, nous soyons heureux. Cette vie terrestre est aussi la porte de la vie éternelle dans laquelle nous serons avec Dieu, partageant sa plénitude et son bonheur.

Le catéchisme de l'Église Catholique écrit : *« Chacun est responsable de sa vie devant Dieu qui nous l'a donnée. C'est lui qui en reste le souverain Maître. Nous sommes tenus de la recevoir avec reconnaissance et de la préserver pour son honneur et le salut de nos âmes »* (N° 2280)

Le suicide apparaît donc comme une offense particulièrement grave envers Dieu car c'est un acte de désespoir, de mépris du don de Dieu et qui manifeste que nous considérons notre volonté comme supérieure à la sienne.

Aussi le code de droit canonique de 1917, au canon 2040, interdisait de donner la sépulture religieuse à un suicidé et de célébrer pour lui une messe de suffrage. L'Église espérait ainsi attirer l'attention sur la gravité de cet acte et lutter contre des idées philosophiques favorables au suicide. En effet, le suicide était revendiqué par certains comme une réponse à l'absurdité de la vie, ou comme une décision de départ quand on estimait avoir terminé sa mission, ou encore comme un refus de la déchéance physique et intellectuelle inhérente au vieillissement.

Mais une meilleure connaissance de la psychologie humaine a montré que le suicide philosophique est rare et que, dans la majorité des cas, le suicide était à mettre en rapport avec de états dépressifs graves, avec une souffrance physique insupportable, des angoisses insurmontables. Aussi graduellement l'attitude pastorale a changé et sur ce point le code de 1917 était de moins en moins appliqué. Le code de 1983 ne fait plus mention du suicide parmi les raisons de refuser les funérailles religieuses.

2. Attitude pastorale actuelle

Comme nous le savons notre époque a vu un développement considérable du suicide et en particulier du suicide des jeunes. La Polynésie n'est malheureusement pas épargnée par ce phénomène. Lorsque l'on essaye d'analyser les raisons pour lesquelles des jeunes se sont donnés la mort, ou ont tenté de se la donner, l'on est consterné de constater que ce sont souvent des motifs assez légers : déception amoureuse, dispute avec les parents, frustrations insignifiantes… et l'on doit conclure à un extrême fragilité, une incapacité à faire face aux frustrations. C'est certainement à mettre en rapport avec le recours à la drogue, à l'alcool pour échapper à la réalité. Beaucoup de jeunes n'aiment pas la vie, ils en parlent avec beaucoup de pessimisme. La plupart des adolescents, même dans les familles catholiques, avouent avoir parfois songé à se donner la mort. Dans des moments de colère ou de déception, il n'est pas rare qu'ils se fassent des scarifications sur les bras, comme s'ils jouaient à se donner la mort.

Beaucoup d'adultes viennent rencontrer le prêtre pour lui confier leurs soucis, leurs souffrances et beaucoup affirment que ce qui leur permet de tenir, c'est leur foi dans laquelle ils trouvent une force qui leur permet de surmonter les grandes épreuves qu'ils affrontent. C'est justement la raison pour laquelle ils viennent trouver le prêtre : ils cherchent auprès de lui encore plus de foi et encore plus d'espérance. Mais beaucoup de jeunes ne semblent pas trouver dans leur foi l'appui qui leur permettrait de ne pas se laisser abattre, leur foi ne semble pas les aider faute d'être assez profonde et mûre. D'autres jeunes ne parlent pas de suicides, ils sont déjà fortifiés par leur foi, parce qu'ils ont accédé à une foi personnelle et ont dépassé la foi reçue passivement.

3. Causes de cette situation

Dans ma jeunesse, à Tahiti, je n'ai jamais entendu parler de suicides de jeunes. C'est donc un phénomène qui est apparu peu à peu et qui est certainement à mettre en rapport avec une crise de la société. La crise économique n'est qu'un aspect d'une crise plus vaste et qui touche en particulier la famille. Beaucoup de jeunes appartiennent à des familles recomposées où tout ne se passe pas toujours bien ; certains vivent chez leurs grands parents. Les parents manquent d'autorité et contrôlent mal leurs enfants : de jeunes enfants vagabondent la nuit, de très jeunes mineurs imposent aux parents la présence d'une copine ou d'un copain en faisant un chantage au suicide. Il faut remarquer que la loi s'est employée à diminuer l'autorité parentale puisque les mineurs peuvent prendre des décisions importantes à l'insu de leurs parents, par exemple prendre des contraceptifs ou pratiquer une interruption de la grossesse.

Toujours est-il que l'on remarque chez beaucoup de jeunes, mineurs ou majeurs, des personnalités déconstruites qui n'agissent qu'en obéissant à des pulsions. Si la pulsion est de se donner la mort, ils n'y résistent pas. Cette fragilité est accentuée dans le cas d'une consommation prolongée de paka. Des jeunes qui pendant des années se sont habitués à fuir la réalité dans la drogue se trouvent totalement démunis devant les frustrations. Beaucoup n'ont pas le goût de vivre et trouvent peu d'intérêt à ce qu'ils vivent. Une de leurs expressions favorite est : *« C'est nul ! »*.

Un autre facteur aggravant réside dans les violences sexuelles subies par les jeunes, surtout les filles. Il est consternant de découvrir qu'une proportion importante de jeunes se sont vus imposer des relations sexuelles précoces et régulières par des membre de leurs familles : demi-frères, cousins, oncles, beau-père quand ce n'est pas leur propre père. Il faut aussi mentionner la violence physique répétée dont se plaignent beaucoup de jeunes. Ceux qui ont vécu ces violences en restent profondément marqués.

4. Que faire ?

Il y a certainement des actions à long terme comme la revalorisation de la famille. Dans notre diocèse, cette année, nous avons choisi comme thème *« la famille »* en liaison avec le thème du prochain synode. Mais en une seule année, on ne peut pas faire beaucoup plus qu'une prise de conscience.

Il y a aussi des actions immédiates. La première est d'apprendre aux jeunes à aimer la vie. Ils sont certainement influencés par le pessimisme des adultes en ces temps de crise économique. Eux-mêmes découvrent que malgré les études qu'ils ont faites, ils ne trouvent pas d'emploi et que leurs projets de trouver une bonne situation et de fonder une famille ne peuvent être réalisés.

Mais d'une manière générale, ils ne savent pas apprécier les bons moments de la vie et se focalisent plutôt sur les déceptions, les contraintes, la difficulté de vive avec les autres. Certes, beaucoup d'entre eux sont passionnés par le sport, par la danse tahitienne… mais cela ne remplit pas toute leur vie. La difficulté de vivre avec leur entourage les pousse à chercher des relations avec des gens qu'ils ne rencontrent pas physiquement, qui vivent au loin. Internet leur offre cette possibilité et ils sont déjà en quelque sorte entraînés dans le virtuel surtout qu'ils sont aussi des adeptes des jeux vidéo dans lesquels on meurt virtuellement.

Il est donc nécessaire de ramener les jeunes vers la vie réelle que l'on ne reçoit qu'une seule fois et dont il dépend beaucoup de nous qu'elle soit bonne ou mauvaise. Cette vie réelle, il faut l'aimer avec ses joies simples, ses difficultés qu'il faut apprendre à surmonter avec courage et détermination, il faut apprendre à souffrir en silence et à y trouver une certaine fierté.

Bien entendu, il faut savoir trouver dans sa foi une force. Pour ceux qui ont la foi, il n'y a pas de situations désespérées, il n'y a que des hommes qui ont perdu confiance. Dans la vie on traverse des tunnels, mais les tunnels ont toujours deux extrémités : l'entrée et la sortie.

Les jeunes ont besoin de se confier à des adultes en qui ils ont confiance, mais faut-il encore que les adultes soient disponibles car c'est lorsque les jeunes veulent parler qu'il faut les écouter. Or les adultes sont rarement libres. Ils pourraient peut-être écouter demain, mais demain ou tout à l'heure, le jeune n'aura déjà plus envie de parler. Le diocèse de Papeete a fait venir une communauté nouvelle spécialisée dans l'évangélisation des jeunes par les jeunes. Cette communauté, qui porte le nom de Marie-Jeunesse, est composée de jeunes adultes et ils savent se rendre disponibles, aussi attirent-ils beaucoup de jeunes. Parmi les membres de Marie-Jeunesse, certains ont rencontré personnellement les difficultés que vivent les jeunes d'aujourd'hui et ils en sont sortis. À leur contact, beaucoup de jeunes ont fait un chemin très positif, retrouvant le goût de la vie et découvrant tout ce que peut leur apporter leur foi.

Ceci montre qu'il est important que les jeunes puissent s'ouvrir à de jeunes adultes de leurs difficultés et qu'ils rencontrent chez ces adultes écoute, compréhension, disponibilité. Les jeunes ont aussi besoin de modèles qui les attirent vers une vie sans drogue, sans alcool, ils ont besoin de fréquenter des camarades qui ne les tirent pas vers le bas.

Certes ce programme n'est pas facile à réaliser à grande échelle. Il faudra du temps pour qu'il y ait assez de leaders pour renverser la tendance. Il nous semble cependant que c'et la bonne direction.

Nous devons aussi reconnaître que notre Église locale n'a pas encore suffisamment pris la mesure de l'aggravation récente de cette plaie qu'est le suicide. J'espère que la réflexion qui va être menée cette année sur la famille et les informations que ce congrès consacré au suicide ne manquera pas de nous fournir vont faire avancer notre prise en charge de cette question.

VI. Religion et prévention du suicide dans le monde et en Polynésie française, Patrick Favro

1. Introduction

La religion n'apparaît pas dans les recommandations habituelles pour la prévention du suicide. Celles-ci concernent principalement le traitement des maladies mentales, la restriction de l'accès aux moyens létaux et le renforcement du soutien social. En effet, la religion n'est pas un facteur de protection que les professionnels de santé mentale et les divers acteurs de la prévention prennent nécessairement en compte. Cependant, elle offre de nombreuses ressources pour lutter contre un phénomène sérieux, et ces ressources méritent d'être mieux connues. Ce chapitre vise à explorer les différentes facettes de la religion et les manières dont elles peuvent contribuer à prévenir le suicide et les tentatives de suicide. Les thèmes explorés ont une portée universelle, mais ils prennent une importance particulière en Polynésie française. En effet, la population y est imprégnée de pratiques religieuses fortes, avec une religiosité omniprésente. Certaines activités officielles ne sont pas programmées le samedi, car certains groupes religieux observent le sabbat. Il est très courant que les repas commencent par une prière. Le prosélytisme fait partie du paysage quotidien à Tahiti (les Mormons à bicyclette, les Témoins de Jéhovah par deux). Les parkings près des lieux de culte sont aisément remplis le dimanche matin, entre autres. Les statistiques sur l'appartenance confessionnelle sont pourtant pratiquement impossibles à rassembler, car il faudrait se fier aux impressions des membres des congrégations elles-mêmes. Aucuns chiffres officiels récents n'existent.

2. Un domaine complexe – exemples d'études récentes

Un corpus croissant d'études et d'articles suggère que la religion est effectivement un facteur de protection, mais les conclusions ne sont pas toujours définitives. Ainsi, d'après Sisask et al (2010), la religion pourrait être un facteur de protection. Cet article se base sur une enquête lancée par l'OMS en 2000, SUPRE-MISS (Suicide Prevention—Multisite Intervention Study on Suicidal Behaviors) sur plusieurs sites, dans des régions du monde aux caractéristiques et aux cultures différentes (Brésil, Estonie, Inde, Iran, Afrique du Sud, Sri Lanka, Vietnam). Les résultats varient suivant les sites, d'où la prudence de la conclusion.

Dans *« Les fonctions protectrices des traditions religieuses pour le risque suicidaire »*, G Nelson et al (2012) recensent la littérature dans ce domaine et explore les mécanismes protecteurs de la religion : les pratiques, croyances et les valeurs religieuses, qui s'originent dans les traditions judéo-chrétiennes (judaïque, catholique et protestante), islamiques, hindoues et bouddhistes, mais aussi des pratiques issues de traditions orientales (yoga et méditation). Ils suggèrent que les religions pourraient protéger contre le risque suicidaire. Par exemple, la fréquentation des lieux de cultes alimente l'hypothèse du réseau, selon laquelle la participation au culte augmente le soutien social, qui est lui-même un facteur de protection.

Ainsi, une enquête réalisée aux États-Unis entre 1988 et 2006 (Kleiman et al, 2013) a conclu que les personnes qui participaient à des services religieux avaient moins de chances de décéder du suicide que celles qui ne le faisaient pas, en tenant compte d'autres facteurs de risque suicidaire.

Cependant, G Nelson et al (2012) estiment que, dans ce champ prometteur, mais vaste et complexe, des recherches complémentaires sont nécessaires pour différencier clairement l'influence des différentes variables et pour pouvoir tirer des conclusions plus nettes. *« En conséquence, la connaissance des croyances et pratiques religieuses continuera à jouer un rôle important pour comprendre les facteurs de risque et les mécanismes de protection contre le suicide. »*

Les conclusions d'un article de Caribé et al. (2012) sont plus affirmatives. Cette étude de cas, comportant 110 sujets et 114 contrôles, a montré que la religion était un facteur de protection important contre le risque suicidaire. La religiosité fut évaluée d'après trois modalités : les activités religieuses organisationnelles (ARO), les activités religieuses non organisationnelles (ARNO), la religiosité intrinsèque (RI); ces trois modalités sont explicitées plus loin. L'analyse statistique inclut une régression logistique plurifactorielle qui a pris en compte des variables socio-démographiques, l'impulsivité et les maladies mentales.

Ces quelques recherches laissent deviner la diversité et la complexité sociologique et psychologique de la religion. Il importe donc d'essayer de mieux la définir.

3. *Définition de la religion*

De tout temps, sous toutes les latitudes, de nombreuses cultures et civilisations ont reconnu l'existence d'êtres surnaturels. Cependant, le concept de religion est d'origine occidentale et n'est apparu que sous l'empire romain, au quatrième siècle de notre ère, pour distinguer un domaine différent de celui d'État ; ce concept désigna d'abord le christianisme, puis il finit par englober d'autres réalités au sein d'autres cultures (Durand JP et R Weil, 1994, p.459).

Par ailleurs, l'étymologie du terme *« religion »* est éclairante. Le mot viendrait des verbes latins *« ligare, religare »* qui veulent dire *« lier, relier »*. La religion aiderait donc les hommes à être reliés entre eux, à être unis, mais aussi à entrer en contact avec des dimensions immatérielles divines[44]. Une autre hypothèse existe : *« religion »* pourrait venir aussi des verbes *« legere »*, *« cueillir »*, et *« relegere »*, *« recueillir, rassembler »*, c'est-à-dire réfléchir sur ses actions passées, se recueillir, d'où une attitude *« de vénération, d'attention scrupuleuse »*[45].

La première étymologie insiste sur l'idée de lien, de connexion, et à ce titre, le terme sanskrit *« yoga »* présente un sémantisme similaire ; il signifie unir, atteler[46]. *« Yoga »* ne renvoie pas uniquement au *hatha* yoga, un ensemble de techniques (postures, respiration, qui impliquent une forme de concentration), mais aussi d'autres approches comme le *bhakti* yoga (dévotion et amour), le *karma* yoga (action désintéressée), ou encore *jnana* yoga (connaissance de soi abstraite), pour ne citer que les plus connus. Ainsi, dans une approche transculturelle, *« religion »* et *« yoga »* ont à la base le même sens de connexion : entre les membres d'une même communauté religieuse, mais aussi avec un principe supérieur, transcendant. Le lien communautaire procure un soutien social, extérieur, facteur de protection avéré par de nombreuses études, tandis que le lien spirituel, avec un principe transcendant, est aussi potentiellement une forme de soutien. Cette idée sera développée plus loin.

Ce principe transcendant est appelé Dieu, au singulier, dans les trois grandes religions monothéistes (judaïsme, christianisme, islam), et au pluriel dans les religions polythéistes (hindouisme, notamment). Dans un registre analogue, la notion de transcendance transparaît dans le bouddhisme : dépassement de la souffrance grâce au *nirvana*, ou *satori* dans le zen, ce qui implique un élargissement de la conscience par la méditation et l'observance de préceptes de vie précis. Les religions, de manière générale, promettent un au-delà détaché des contingences matérielles : le Paradis, comme dans le christianisme

44. Le mot *« yoga »* a d'ailleurs un sémantisme similaire. Il dérive d'un mot sanskrit signifiant *« lien, jonction »*, sur trois plans : entre les différents aspects de l'homme, pour les hommes entre eux, et entre les hommes et le monde spirituel.
45. *Le petit Robert*. Paris : Robert, 1982, Définition 3ᵉ.
46. Le mot *« joug »* a la même étymologie.

et l'islam. Le bouddhisme promet la vacuité, et l'hindouisme la libération (*moksha*). Ces concepts évoquent des états de conscience qui présentent des points communs avec la notion de bonheur, défini en psychologie positive comme le *« bien-être subjectif »* (Diener et Diener, 2008, p.5). Ces auteurs précisent que *« le bonheur inclut toutes les émotions agréables, joie, affection, gratitude, optimisme, harmonie, paix [sérénité], fierté, contentement, calme »* (ibid, p. 247). La caractéristique majeure de psychologie positive est de privilégier l'étude des émotions positives, dont le bonheur, l'optimisme, la gratitude.

4. Religion, psychologie et spiritualité

Ainsi, des convergences peuvent s'observer entre la religion et les psychothérapies, au sens large. Le but de ces dernières se décline en deux modalités majeures : soulager la souffrance, et favoriser le bien-être. De plus, l'étymologie de psychologie ouvre de nouvelles perspectives ; si le sens des mots grecs est pris en compte, la psychologie peut signifier *« étude de l'âme »*.

Dans le même registre, le mythe de Psyché, en mythologie grecque, peut se concevoir comme le *« symbole de l'âme à la recherche de son idéal, ou de la purification de l'âme déçue et sauvée par l'amour. 47 »*

La psychosynthèse, élaborée par Roberto Assagioli (1888-1974) est une illustration de cette convergence entre la psychologie et la spiritualité. Assagioli étudia la médecine et la psychiatrie. Contemporain de S. Freud, il ajouta aux instances psychanalytiques le surconscient48 ou Soi supérieur, qu'il définit ainsi :

C'est de cette zone que nous sont envoyées les intuitions et les inspirations d'ordre supérieur, dans les domaines artistique, philosophique ou scientifique, les impératifs qui nous poussent de façon irrépressible à accomplir des actes humanitaires et des actions héroïques. C'est là que prennent leur source les sentiments élevés, comme, par exemple, l'amour désintéressé ; de là aussi que proviennent le génie, les états contemplatifs, l'illumination et l'extase. C'est là qu'existent à l'état latent les fonctions psychiques les plus élevées et l'énergie spirituelle. (Assagioli R.1980, pp.17-18)

Religion et spiritualité ont des similitudes mais il est possible de les différencier. La première renvoie à de formes institutionnalisées, collectives, ritualisées, ancrées dans le temps et dans l'espace. La seconde est davantage

47. Petit Robert des Noms Propres, 1981.

48. La terminologie varie suivant les traductions ; on trouve aussi superconscient, supraconscient, insconscient supérieur, soi spirituel, moi supérieur.

d'ordre individuel, privé et non organisé, que ce soit dans les pratiques et les croyances, ces deux dernières étant communes à la religion et à la spiritualité.

Ainsi, au sens large, la religion et la psychothérapie poursuivent les mêmes buts, mais par des voies différentes, et présentent des point communs. La définition et l'explicitation de ces deux termes ouvrent de nouvelles perspectives. Cependant, l'évolution et la modernisation de la société occidentale ont contribué à les dissocier, et d'un point de vue sociologique et historique, le déclin de la première est corrélé au développement de la seconde. Freud semblait penser pouvoir remplacer la religion par la psychanalyse :

Ces résidus historiques nous ont permis de concevoir, pour ainsi dire, les dogmes religieux comme des survivances névrotiques et nous sommes maintenant autorisés à dire que sans doute a sonné l'heure de remplacer – ainsi que dans le traitement névrotique des névrosés – les conséquences du refoulement par les résultats du travail mental rationnel (Freud S, 1948, 1976, p.45.)

La pensée du fondateur de la psychanalyse reflétait l'évolution des idées de son époque. Le processus de sécularisation, où la notion du religieux entre dans un processus de disparition, était bien avancé. Dieu agonisait, pour paraphraser Nietzsche.

5. Sécularisation et approche scientifique de la religion

La psychologie, à quelques exceptions près, ne véhicule pas de notions de transcendance, ce qui est en grande partie dû à un phénomène étudié en sociologie : la sécularisation. Ce terme signifie la perte d'importance sociale de la religion, progressive et s'accélérant aux 19e et 20e siècles. Le monde occidental croit de moins en moins, les vocations religieuses se raréfient, les lieux de culte se vident progressivement. Cette évolution sociale est sous-tendue par de nombreux facteurs : la modernisation de la société, l'industrialisation, mais aussi et surtout le développement de la connaissance scientifique. Ainsi, les *« mystères »* trouvent de plus en plus d'explications rationnelles.

La Polynésie française est aussi touchée par la sécularisation, bien que de manière différente que dans les pays occidentaux. L'évangélisation y fut plus tardive, chez un peuple religieux, comme en témoigne le Père Christophe, prêtre à Tahiti. Il évoque une hypothèse mystique et poétique liée à la géographie : *« Les immensités, la mer et le désert sont des lieux hautement spirituels, qui appellent à une certaine sensibilité à la transcendance, le fait d'être de si petites îles... »*[49]

49. Entretien avec le Père Christophe, prêtre catholique à Papeete, le mercredi 22 avril 2000, au Presbytère de la cathédrale.

Mais selon Saura (1993, p.150), ethnologue, spécialiste de civilisation polynésienne, la religion cesse d'occuper sa place dominante. *« L'incroyance se développe, la société se laïcise, les valeurs religieuses sont en baisse. »* La Polynésie française est un terrain unique de la rencontre à armes inégales entre la tradition et la culture polynésienne d'une part, et l'occident, le christianisme et la modernité à tendance athée d'autre part.

La sécularisation n'a pas manqué d'influencer la conception de l'être humain qu'ont façonnée la psychiatrie et la psychanalyse. Ainsi s'explique en partie la distance et la méfiance de nombreux professionnels de santé mentale vis-à-vis de la religion, et donc le peu d'intérêt de ces derniers pour la religion et son rôle potentiel pour la prévention du suicide.

Néanmoins, l'approche scientifique de la psychologie portée par la médecine contribue à apporter davantage de rigueur à l'étude de la religion. Des instruments de mesure ont été mis au point pour appréhender les phénomènes religieux. Ainsi, l'index DUREL, élaboré dans les années 1990 (Kœnig HG et Büssing A, 2010), permet une analyse épidémiologique des facteurs religieux. Il comprend cinq questions qui permettent d'isoler les trois facteurs mentionnés dans l'article de Caribé et al. (2012) : les activités religieuses organisationnelles (ARO), les activités religieuses non organisationnelles (ARNO), la religiosité intrinsèque (RI).

Les ARO représentent la fréquentation des lieux de culte ou tout autre rassemblement religieux, pour des raisons religieuses, à l'inverse de la RE, explicitée ci-dessous. Les ARNO sont les pratiques religieuses individuelles, comme la prière, la méditation, la lecture de textes sacrés (comme la Bible), voire regarder à la télévision des services religieux. La rubrique RI comprend la foi, les croyances, la moralité et les attitudes religieuses face aux événements de la vie; elle inclut notamment l'objection, plus ou moins prononcée selon les religions, d'attenter à sa vie.

Un quatrième dimension est la religiosité extrinsèque (RE). Ici, la motivation pour participer au culte n'est pas religieuse, mais plutôt laïque. On veut afficher une présence, et cette présence est un moyen d'attendre un autre but : contacts humains, affaires, confort, statut social (Allport GW et Ross JM, 1967).

Après avoir mieux cerné les enjeux et les caractéristiques de la religion, et ses liens avec la psychologie, se pose la question suivante : comment le phénomène religieux s'articule-t-il avec la prévention ?

6. La religion et la prévention

La prévention au sens large, selon l'OMS, peut prendre trois formes principales : primaire, secondaire et tertiaire.

La prévention primaire

La prévention primaire est véhiculée par les trois aspects de la religion (ARO, RI et ARNO). Ce type de prévention consiste principalement en la diffusion d'informations qui inciteraient une population à améliorer son hygiène de vie. Cette approche a d'abord pris en compte la santé physique, mais elle peut aussi s'appliquer à la santé psychique, la prémisse étant que le bien-être est le meilleur rempart contre la dépression et le suicide. Le message global des religions s'inscrit dans cette logique; il vise à donner des règles de vie individuelle censées faciliter les relations et avec le reste de la communauté, et avec l'au-delà ou tout autre principe transcendant.

Ces prescriptions, propres à chaque groupe religieux (repos, alimentation, pratiques, comportements, entre autres) ont été influencées par les époques et les cultures au sein desquelles elles ont été énoncées, et donc leur validité et leur pertinence peuvent être relatives. En effet, leur signification profonde peut avoir été oubliée; l'acte est alors privé de son sens.

La prévention primaire et les ARO

Les ARO apportent un soutien social et ses multiples composantes : des informations, une aide concrète, des interactions sociales positives, de l'affection, un soutien émotionnel (l'expression d'affects positifs, la compréhension et des encouragements)[50].

C'est *« l'hypothèse du réseau »* : la participation aux services religieux protège du suicide, car elle contribue à éloigner la solitude (Kleiman EM, 2013). De même Stack et Lester (1991) ont conclu qu'aller à l'église était corrélé de manière significative avec une idéation suicidaire moindre, tandis que s'identifier comme catholique ne l'était pas. Cependant, le soutien social non religieux est aussi un facteur de soutien (Willoughby et al., 2008).

La difficulté à isoler les variables est illustrée par un autre article de Stack (2013). Il distingue quatre composantes de la religiosité : l'affiliation et l'intégration religieuses; l'engagement; les réseaux religieux; les communautés morales. Son analyse, qui prend en compte 80 nations représentant les principales zones culturelles dans le monde, montre que le religiosité est associée avec un niveau moindre de comportement suicidaire, en Orient comme en Occident.

---

50. Ces différents types de soutien sont mentionnés dans *« How does religion prevent suicide »* http://epiphenom.fieldofscience.com/2009/01/how-does-religion-prevent-suicide.html. Tomas Rees,

La prévention primaire et les RI

La RI renvoie à des croyances et des valeurs qui contribuent au bien-être et à la vie : les valeurs familiales, le respect de la vie, ainsi que les vertus théologales (la foi, l'espérance, la joie, la paix). Cette notion est confirmée par une étude de HG Koenig (2001), qui conclut que la religiosité donne un sens à la vie, et qu'elle est associée au bien-être psychologique, à l'espoir et l'optimisme.

De même, Loewenthal (1995, p.211) suggère, plusieurs études à l'appui, que les croyances spirituelles auraient des effets positifs sur les cognitions, indépendamment d'autres facteurs tels que les niveaux de stress et la taille de la famille.

Enfin, selon Dervic et al. (2004), l'affiliation religieuse est associée à un comportement suicidaire moindre. Cette étude porte sur 371 patients hospitalisés, religieux et non religieux, aux caractéristiques démographiques et cliniques similaires. Après la prise en compte d'autres facteurs, il fut constaté que les objections morales au suicide et des niveaux d'agressivité plus bas chez les sujets religieux agissent peut-être comme des facteurs de protection contre les tentatives de suicide. Les auteurs suggèrent dans leur conclusion que ces facteurs religieux pourraient ouvrir des perspectives thérapeutiques pour la prévention du suicide.

La prévention primaire et les ARNO – la méditation

Les ARNO méritent une attention particulière : la prière et surtout la méditation. John Kabat-Zinn a largement contribué à populariser la pratique de Mindfulness; c'est un mot anglais qui peut se traduire par état de pleine conscience. Cette technique se décline en différents exercices : prise de conscience du corps, de la respiration, des phénomènes psychiques tels que les pensées et les émotions : le moi peut en devenir témoin et observateur, et ainsi mieux les maîtriser. Elle s'introduit progressivement dans les milieux hospitaliers, car elle est efficace pour traiter l'anxiété, la phobie, les addictions et la dépression (Berghmans C, 2011).

Cette technique a évolué pour devenir la MBCT (Mindfulness Based Cognitive Therapy), dont un des principaux vulgarisateurs est Mark Williams. Des méta-analyses suggèrent que la MBCT diminue le risque de rechute dépressive (Piet J et Hougaard E, 2011). Les professionnels de santé mentale pourraient être surpris de voir la MBCT associée à la religion. Cependant, cette pratique trouve ses origines dans le bouddhisme, même si elle ne véhicule pas les croyances bouddhistes.

La prévention primaire et les ARNO – la prière

La prière peut prendre différentes formes. En voici quelques exemples parmi les plus connues dans le christianisme : l'invocation, la confession, l'action de grâce, la pétition, l'intercession, l'oraison, l'expiation, la consécration, l'adoration. Elle agit sur les processus cognitifs du pratiquant. À l'instar de la méditation, elle est potentiellement un facteur de protection.

Certains effets positifs de la prière, surtout pendant les périodes de stress, ont été identifiés : aide de la prière au combat pendant la guerre ; stratégie pour faire face, par exemple (Loewenthal KM, p.144). La prière peut permettre l'amélioration de l'humeur chez un groupe de patients déprimés (Parker GB et Brown LB, 1986), et elle a des effets positifs comme adjuvant à la psychothérapie (Finney JR et Maloney HN, 1985).

Dans ce contexte particulier, elle est à comprendre dans un sens éducatif, son but consistant à inculquer certaines attitudes chez la personne qui prie. En ce sens, elle peut être comprise comme une forme très simplifiée de thérapie cognitive. Le *« Notre Père »*, la prière le plus connue du christianisme, en offre une illustration. Ainsi, *« Délivre-nous du mal »* est une invocation d'un principe transcendant afin de modifier des schémas de pensée pathogènes et de s'en libérer. *« Guide-nous au moment de nos tentations »* représente une démarche analogue, par laquelle le croyant cherche à éloigner, le cas échéant, des idéations suicidaires.

La religion et la prévention secondaire

La prévention secondaire implique la détection des suicidaires potentiels et tout type d'aide qui peut leur être apporté. Ce rôle de sentinelle peut être joué par les responsables religieux ou les membres d'une congrégation. À cet égard, l'association SOS Suicide en Polynésie française, depuis quelques années, mène une campagne active de sensibilisation des Églises au risque suicidaire. Cette association organise une dizaine de ces rencontres chaque année. Les intervenants fournissent des informations sur l'association, sa ligne de crise, les facteurs de risque et les facteurs de protection. Ils expliquent comment gérer une crise suicidaire et évaluer le risque. Selon une représentante de l'association, les prêtres peuvent beaucoup bénéficier de ces interventions, car leur formation n'aborde pas le comportement suicidaire ; leurs idées reçues en sont modifiées. Ils peuvent aussi développer davantage d'empathie, de tolérance et d'acceptation, en un mot, davantage d'humanité et moins de jugement. Cependant, l'impact de ces rencontres reste difficile à évaluer. Les ARO (participation au culte) apportent un soutien social, tandis que les ARNO (pratiques individuelles) et la IR (valeurs et croyances) peuvent également jouer un rôle et être encouragés par la communauté. Ces trois aspects de la religion sont autant de moyens d'enrayer la crise suicidaire et peuvent aussi intervenir dans la prévention tertiaire.

La religion et la prévention tertiaire

La prévention tertiaire consiste en la prise en charge des suicidants, c'est-à-dire les personnes qui ont survécu à une tentative de suicide, en leur donnant les moyens de gérer les émotions propices à la récidive. Les croyances et les pratiques religieuses auraient aussi une influence positive sur les émotions et les comportements. La croyance en Dieu serait associée à de meilleurs résultats du traitement psychiatrique, d'après les conclusions de Rosmarin et al (2012).

Le coping religieux collaboratif serait un facteur de protection contre les états mentaux négatifs et contribuerait à trouver davantage de raisons de vivre ; ce type de coping consiste à chercher une issue grâce à un partenariat avec une force supérieure. A contrario, un investissement minimal en lien cette force supérieure augmenterait significativement le désespoir et la dépression (Molock SD et al. 2006).

Ainsi des pistes nouvelles pour prévenir le suicide, rapidement présentées ici, apparaissent. Cependant, la religion peut avoir aussi un impact négatif sur les croyants, thématique fréquemment abordée en psychanalyse.

7. Les facteurs de risque liés à la religion

Une santé psychologique affaiblie implique une plus grande vulnérabilité au risque suicidaire. La religion, de par ses imperfections, peut donc induire des facteurs de risque pour la santé mentale. Les croyants sont potentiellement exposés au sentiment de culpabilité, au fanatisme, à l'intolérance, à l'exclusivisme social qui renforce l'isolement. On pourrait aussi citer la psychorigidité de certains diacres ou responsables religieux qui plaquent sur les problèmes psychologiques des préceptes religieux sans chercher à comprendre. Le docteur Amadéo rapporte l'exemple de deux jeunes qui avaient pris une corde pour se suicider ensemble parce que leurs parents n'admettaient pas leur liaison du fait de leur jeune âge, les parents étant fortement impliqués dans leur communauté religieuse en Polynésie française.

Ainsi, les valeurs patriarcales des grandes religions engendrent des tensions dans les relations interpersonnelles, voire des dérives mortifères. Ce dernier aspect trouve une illustration extrême dans le rite hindouiste de *suttee*, par lequel une veuve se devait de périr sur le même bûcher funéraire que son époux défunt ; cette coutume a été officiellement abolie en 1829, mais elle perdure dans les mentalités en Inde en ce début de 21e siècle. Des changements dans les normes sociales et dans les relations entre les deux sexes sont donc une autre piste de prévention du suicide.

D'autres pratiques confinent à la pathologie. Ainsi, en mars 1997, 39 membres de *Heaven's Gate*, un mouvement religieux californien, commirent un suicide collectif au motif que leur corps physique n'était qu'un contenant à abandonner avant d'aller au paradis, où ils seraient emportés par des extra-terrestres. On retrouve ce même mépris du corps physique dans certaines approches religieuses ascétiques (christianisme, hindouisme, notamment).

Pour finir, les attentats suicides perpétrés par des croyants musulmans, pour des raisons politiques ou idéologiques, ne peuvent pas être rationnellement associés au message de cette religion. En réalité, ces actes dénotent un extrémisme meurtrier qui contredit le respect de la vie prôné par toutes les religions, y compris l'islam.

8. Conclusion

« Il n'existe qu'une religion, quoiqu'il y en ait une centaine de versions » écrivit G. B Shaw. Cet article est une ébauche de présentation de ces multiples facettes et de la façon dont elles peuvent s'articuler autour de la prévention du suicide. Les recherches scientifiques dans ce domaine, qui étayent l'hypothèse que la religion est un facteur de protection, insistent néanmoins sur l'extrême difficulté de distinguer les variables, et donc, la plus grande rigueur est nécessaire pour examiner la question.

La participation aux services religieux, les croyances et les pratiques peuvent contribuer au bien-être des individus et constituer ainsi une protection contre la tentation suicidaire. Bien que la prévention primaire soit le domaine de prédilection pour la religiosité, elle peut aussi jouer un rôle important pour les préventions secondaire et tertiaire.

La religion, malgré ses imperfections, peut aider les individus à créer et à entretenir des liens sociaux et spirituels. Ces connexions sont potentiellement autant de moyens d'éloigner la solitude intérieure et extérieure, qui sont d'importants facteurs de risque. La modernisation de la société occidentale a affaibli la religion et la sécularisation a entraîné, vis-à-vis des traditions religieuses, distance, méfiance, voire rejet. La Polynésie française présente une évolution différente en raison de ses caractéristiques socio-économiques : les valeurs religieuses y occupent une place bien plus importante qu'en France métropolitaine, mais elles sont en perte de vitesse. Néanmoins, sa scène religieuse encore dynamique rend très pertinent le rôle de la religion dans la prévention du suicide, action dans laquelle les apports de la psychologie occidentale peuvent se combiner avec les aspects évoqués dans ce chapitre.

Pour finir, la religion et la psychologie ont leurs différences, mais aussi leurs points de convergence, si elles sont comprises au sens large. Les ressources offertes par la religion et la spiritualité méritent ainsi d'être explorées, car elles peuvent contribuer à mieux lutter, de façon organique et en amont, contre un fléau préoccupant au plan mondial.

9. *Références bibliographiques :*

1. Allport GW et Ross JM. Personal religious orientation and prejudice. Journal of Personality and Social Psychology. 1967, 5 : 432-443.
2. Assagioli R. Psychosynthesis, Thurstone Press, 1980, 268 pages.
3. Berghmans C. Mindfulness et psychologie positive, *In* Tarquinio C et Martin-Krumm C (dir.). Traité de psychologie positive, Bruxelles, De Boeck. 2011 : 425-438.
4. Caribé AC, Nunez R, Montal D et al. Religiosity as a protective factor in suicidal behavior : a case-control study. Journal of Nervous and Mental Disorders. 2012, 10 : 863-867.
5. Dervic K, Carballo JJ, Baca-Garcia E et al. Moral or religious objections to suicide may protect against suicidal behavior in bipolar disorder. American Journal of Psychiatry. 2004, 161 : 2303-2308.
6. Diener E, Biswas-Diener R. Happiness : Unlocking the Mysteries of Psychological Wealth, Malden, MA, Blackwell Publishing, 2008, 290 pages.
7. Durand JP et Weil R. Sociologie contemporaine, Paris, Vigot, 1994, 644 pages.
8. Finney JR et Maloney HN. An empirical study of contemplative prayer as an adjunct to psychotherapy. Journal of Psychology and Theology, 1985. 13 : 284-290.
9. Freud S. L'avenir d'une illusion. 1948. Paris, Presses Universitaires de France, 1976, 100 pages.
10. Kleiman EM, Liu RT. Religious service attendance as a protective factor, British Journal of Psychiatry. Publié en ligne le 10 Octobre 2013, doi : 10.1192/bjp.bp.113.128900.
11. Kœnig HG. Religion and medicine II : Religion, mental health, and related behaviors. International Journal of Psychiatry in Medicine, 2001, 31 (1) : 97-109.
12. Koenig HG, Büssing A. The Duke University Religion Index (DUREL) : A Five-Item Measure for Use in Epidemological Studies assessing attendance, private religious activities, beliefs, and attitudes informed by religion. Religions, 2010, 1 : 78-85. www.mdpi.com/journal/religions
13. Loewenthal KM, Mental Health and Religion. Londres, Chapman and Hall, 1995, VIII+248 pages.
14. Molock SD, Puri R, Matlin S, Barksdale C. Relationship Between Religious Coping and Suicidal Behaviors Among African American Adolescents, Journal of Black Psychology. 2006, 32 (3) : 366-389.
15. Nelson G, Hanna R, Houri A, Klimes-Dougan B. Protective Functions of Religious Traditions for Suicide Risk. Suicidology Online, 2012, 3 : 59-71.

16. Parker GB, Brown L B. Coping Behaviours as Predictors of the Course of Clinical Depression. Archives of General Psychiatry. 1986, 43 : 561-565.
17. Piet J, Hougaard E. The effect of mindfulness-based cognitive therapy for prevention of relapse in recurrent major depressive disorder : A systematic review and meta-analysis. Clinical Psychology Review. 2011, 31 : 1032–1040.
18. Rosmarin DH, Bigda-Peyton JS, Kertz SJ et al. A test of faith in God and treatment : The relationship of belief in God to psychiatric treatment outcomes. Journal of Affective Disorders. E-Publication. Disponible en ligne le 7 Octobre 2012.
19. Saura B. Politique et religion à Tahiti, Pirae, Tahiti, Éditions Polymages Scoop, 1993, 364 p.
20. Sisask M, Varnik A, Kölves K et al. Is Religiosity a Protective Factor Against Attempted Suicide : A Cross-Cultural Case-Control Study. Archives of Suicide Research, 2010, 14 : 44–55.
21. Stack S. Religion & Suicide Acceptability : A Review & Extension. Suicidologi 2013, ÅRG. 18, 1.
22. Stack S, Lester, D. The effect of religion on suicide ideation. Social Psychiatry and Psychiatric Epidemiology. 1991, 26 (4) : 168–170.
23. Willoughby M, Cadigan T, Burchinal RJ et al. An evaluation of the psychometric properties and criterion validity of the religious social support scale. Journal for the Scientific Study of Religion. 2008, 47 (1) : 147-159.

VII. Intérêt de programme de thérapie cognitive basé sur les pleine conscience ou *«Minfulness»* dans la prévention des rechutes suicidaires, Didier Haffner

Nous vous proposons, en quelques points, une introduction au programme de thérapie cognitive basé sur la pleine conscience. Ces éléments abordent tout autant des aspects cognitifs que pratiques. Ils permettront d'apporter une meilleure compréhension du processus dans son ensemble. Je vous souhaite donc une bonne lecture et espère que l'élan de curiosité, qui est le votre, vous amène à de merveilleuses découvertes et à une profonde paix intérieure.

1. Diverses indications.

Le programme est indiqué dans la gestion du stress, de l'anxiété chronique et de l'insomnie ; dans la prévention des rechutes dépressives[51] ; dans la gestion de l'impulsivité (accès de colère, crises de boulimie) ; dans la gestion de la douleur chronique et de la détresse face à la maladie chronique ; dans l'amélioration du perfectionnisme excessif ; dans la prévention des idéations et des crises suicidaires.

C'est un programme qui facilite l'expérience directe de nos pensées, de nos émotions inconscientes et permet l'acquisition d'une attention particulière concernant ces expressions *« automatiques »*.

2. Le pilote automatique.

Le pilote automatique : avoir plus de liberté. En voiture, nous pouvons parfois conduire pendant des kilomètres en *«pilote automatique»* sans être vraiment conscients de ce que nous sommes en train de faire. De la même

51. Zindel-V Segal, J-Mark-G Williams et John-D Teasdale. – *La thérapie cognitive basée sur la pleine conscience pour la dépression : Une nouvelle approche pour prévenir la rechute*, Paris, Éditions De Boeck, 2006.

manière, il nous arrive souvent d'être à *« cent lieues »* du moment présent, sans en avoir conscience.

En *« pilote automatique »*, les événements autour de nous, les pensées, les sentiments et les sensations peuvent déclencher de vieilles habitudes de penser qui ont souvent le pouvoir d'altérer considérablement notre humeur. En devenant plus conscients de nos pensées, de nos sentiments et de nos sensations corporelles, moments après moments, nous nous accordons la possibilité d'avoir plus de liberté.

Le but de ce programme est d'augmenter notre conscience afin que nous puissions répondre aux situations par choix plutôt qu'en réagissant automatiquement. Les exercices nous aident à être plus conscients du moment présent… La pratique qui consiste à orienter délibérément l'attention sur les différentes parties de notre corps montre à quel point ceci peut être simple et difficile à la fois.

3. La tendance à nous juger.

La tendance à nous juger : une influence puissante. Nous avons une tendance automatique à nous critiquer et à juger notre expérience ! Cela exerce une influence puissante diminuant notre faculté d'être pleinement présents dans chaque instant de notre vie. Ces jugements amènent des reproches, des pensées sur ce qui doit être changé et sur la façon dont les choses pourraient ou devraient être différentes.

De cette façon, nous nous éloignons de la conscience du moment et perdons la liberté de choisir quelle action doit être entreprise, s'il y en a bien une qui doit être entreprise ! Les exercices de ce programme nous aident à exercer et à développer une attention intéressée et bienveillante aux choses telles qu'elles sont à chaque moment, sans rien tenter pour les changer.

4. La respiration.

La respiration : c'est la vie ! Nous pouvons penser à la respiration comme une ancre ou un fil qui lie et réunit tous les éléments de notre vie. Elle peut être utilisée comme un outil et une formidable ressource pour amener de la stabilité dans le corps et l'esprit quand nous choisissons délibérément d'en être conscients. La respiration, c'est la vie !

Nous pouvons ainsi remarquer les changements de notre respiration suivant notre humeur, nos pensées et nos mouvements corporels. Nous n'avons pas à contrôler la respiration mais juste à la découvrir et à apprendre à la connaître, à l'observer. Avec la pratique, nous devenons plus attentifs à notre respiration. Nous pouvons alors l'utiliser pour diriger notre conscience vers différents aspects de notre vie.

La respiration : rester présent. Notre esprit est d'autant plus dispersé qu'il essaie de s'accrocher à certaines choses et d'en éviter d'autre. La *« pleine conscience »* offre une manière de rester présent en proposant un autre point de vue sur les choses : en aidant à prendre une perspective plus large et en adoptant une autre attitude par rapport à l'expérience.

Les choses difficiles font partie de la vie elle-même. C'est la manière dont nous faisons face à ces choses qui constitue la différence. Elles peuvent diriger nos vies, à notre insu, ou nous pouvons en prendre conscience et les considérer avec plus de distance. Être à l'écoute de nos pensées, nos sentiments et nos sensations corporelles nous donne la possibilité de nous libérer de nos réactions habituelles, automatiques et inconscientes. Il est alors possible *« d'agir en conscience »*, de la façon la plus habile qui soit…

La respiration : l'importance de l'être par rapport à l'agir. Dans les exercices, nous proposons une attitude quelque peu différente de notre manière habituelle de fonctionner. C'est-à-dire, notre tendance à vouloir faire quelque chose, à chercher plus ou moins constamment à être dans l'action, à vouloir être performant et à réussir quelque chose…

Pendant le temps de la pratique, nous nous mettons en condition de *« ne pas faire »*, de ne pas chercher un résultat précis mais de tout simplement être ! Il s'agit d'être présent à nous-mêmes et de nous permettre de devenir conscient de ce qui émerge en nous au moment de l'exercice. Être conscient du moment tel qu'il est, tel qu'il se présente, sans chercher à le modifier. Pour cela, nous rappelons régulièrement aux participants que nous avons un outil formidable, à notre disposition, qui est notre respiration[52] !

En portant toute notre attention sur notre respiration, sur chaque inspiration et sur chaque expiration, comme elles viennent, l'une après l'autre, nous exerçons notre concentration et notre aptitude à être présent. Être présent simplement, sans attente, sans chercher à modifier ce qui se passe en nous, n'est pas si aisé car nous avons été habitués, dés l'école, à agir et à être performant…

52. Williams-Teasdale-Segal et Kabat-Zinn. *Méditer pour ne plus déprimer*, Paris, Éditions Odile Jacob, 2009.

5. Les distorsions et les schémas cognitifs.

Les distorsions et les schémas cognitifs : présentation. Les distorsions cognitives et les schémas cognitifs représentent des interprétations personnelles et automatiques de la réalité. Ils traitent donc l'information de manière inconsciente et influencent grandement sur les stratégies individuelles d'adaptation. Les distorsions cognitives s'appliquent dans trois domaines majeurs : les cognitions sur soi : *«je ne vaux rien»*, *«je ne suis pas à la hauteur»* ou *«je suis nul»*; les cognitions sur l'environnement, le monde et les autres : *«ce monde est pourri»*, *«les gens sont égoïstes»*; les cognitions sur l'avenir : *«rien ne s'améliorera jamais»*, *«c'est sans espoir»...*

Il semble donc primordial de prendre conscience de nos distorsions et schémas cognitifs. La pratique de la concentration et de l'attention semble être une bonne façon d'amener de la conscience dans nos fonctionnements sombres, inconscients et automatiques. Afin de mieux comprendre l'intérêt de porter notre attention sur nos cognitions, nous vous proposons quelques exemples de distorsions cognitives fréquentes.

Les distorsions et les schémas cognitifs : quelques exemples.

Les inférences arbitraires. Ces distorsions cognitives consistent à tirer des conclusions sans preuve, sans tenir compte des faits réels. Il s'agit de conclusions hâtives où on imagine des scénarios noirs. On peut distinguer deux sortes d'inférence arbitraire.

L'inférence arbitraire : la lecture des pensées d'autrui. C'est lorsque l'on croit connaître les pensées des autres en se fiant à de maigres indices. Exemples : *«je lui ai laissé un message mais il ne m'a pas rappelé, il ne me considère plus comme son ami»*. *«Mon patron m'a regardé de travers, il pense certainement me licencier»*.

L'inférence arbitraire : les erreurs de voyance. C'est faire des prédictions pessimistes et les considérer comme vraies. Exemples : *«cette thérapie ne marchera pas, je suis incurable»*. *«Je vais rester seul toute ma vie»*.

L'abstraction sélective. Il s'agit de se centrer sur un détail et perdre de vue l'ensemble. C'est un filtre mental qui ne laisse percevoir que le côté négatif des choses. On se focalise sur les détails déplaisants, ce qui nous conduit à voir l'ensemble en négatif. Exemple : *une personne passe une soirée avec des gens agréables et intéressants, elle s'amuse, elle danse, et là, quelqu'un renverse du vin sur sa chemise. À cause de cet incident, elle en conclut que la soirée est totalement gâchée.*

La disqualification du positif. Cette distorsion cognitive amène la personne à transformer une expérience neutre ou positive en expérience négative. Exemple : *« il a été gentil avec moi car il devait avoir pitié ».*

La surgénéralisation. C'est l'extraction d'une règle à partir d'un événement puis son application à des événements qui ne sont pas semblables. On construit des règles pour son comportement futur à partir de quelques événements passés et négatifs. Un échec dans un domaine à un moment donné et c'est tout le domaine en question ou l'ensemble de sa vie qui est perçu comme un échec et perdu d'avance. Exemples : *« elle n'a pas voulu sortir avec moi, je vois bien que je n'arriverai jamais à sortir avec une fille ». « J'ai été licencié de mon entreprise, ce n'est pas étonnant, je rate tout ce que je fais dans la vie ».*

Le raisonnement émotionnel. C'est utiliser ses sentiments comme s'ils étaient des preuves. Exemples : *« je me sens désespéré, donc mes problèmes doivent être impossibles à résoudre ». « Si je me sens dégoûté de ce monde, c'est parce qu'il n'a rien à m'offrir ». « Si je suis angoissé tout le temps, c'est bien qu'il y a quelque chose qui ne va pas ».*

Les raisonnements dichotomiques. Ce sont des raisonnements en bon ou mauvais, en vrai ou faux. C'est le fait de penser que si une chose n'est pas exactement comme nous le souhaitons, alors il s'agit d'un échec. Il s'agit d'une perte totale des nuances. Exemples : *« si je n'ai pas été embauché, alors que j'ai fini second de ma promotion, c'est que je suis nul ». « Si je n'ai pas 20 sur 20 à cet examen, c'est que je ne vaux rien ».* Dans ces conditions, avoir 18 sur 20 à un examen, ou n'être *« que le second »* de sa promotion peuvent être perçus également comme des échecs.

6. Utiliser la respiration.

Utiliser la respiration : s'apaiser et prendre conscience. Lorsque nous sommes troublés par des pensées ou des sensations, nous pouvons observer et diriger notre attention vers notre expérience intérieure et observez ce qu'il se passe au niveau de nos pensées, de nos sentiments et de nos sensations corporelles. Nous pouvons également reconnaître, identifier et exprimer notre expérience, par exemple, intérieurement, on peut se dire : *« je sens de la colère grandir en moi »* ou *« les pensées autocritiques sont là ».* Il est ainsi possible de repérer certaines pensées et de se dire : *« je reconnais cette pensée, je peux rester concentré sur ma respiration et surveiller la façon dont elle m'investit ou non ».* Nous redirigeons notre attention, gentiment, vers notre respiration et de l'élargir à l'ensemble de notre corps.

Lorsqu'il existe des sensations d'inconfort, de tension et de résistance, nous pouvons porter notre attention dessus, tout en maintenant notre concentration sur notre respiration. Lorsque nous respirons, à partir de ces sensations, en nous ouvrant à elles, cela a souvent pour effet de les atténuer. Lors de l'expiration, nous pouvons nous apaiser et prendre conscience de notre expression faciale, de notre attitude corporelle et l'ajuster.

Utiliser la respiration : permettre et accepter. Dans l'ensemble des exercices, nous cherchons à développer une autre forme de relation avec notre expérience. Cela comprend le fait de développer un sentiment d'acceptation. Il s'agit d'accepter l'expérience telle qu'elle est, sans la juger ou essayer de la changer. Une telle attitude d'acceptation nous permet de prendre soin de nous-mêmes et d'examiner plus clairement ce qui doit être changé, s'il y a lieu.

Utiliser la respiration : l'acceptation n'est pas la résignation. L'essentiel est de devenir pleinement conscient de ce qui est prédominant dans notre expérience du moment. Si nous apprécions certaines pensées ou certaines sensations, nous avons tendance à nous y accrocher. Si nous ne les apprécions pas, parce qu'elles sont douloureuses, déplaisantes ou inconfortables, nous avons tendance à nous contracter et à les repousser par peur, irritation ou ennui. Chacune de ces réactions est le contraire de l'acceptation.

La manière la plus simple de se faire du bien est, avant tout, d'arrêter d'essayer de rendre les choses différentes. Accepter ce que l'on vit consiste à autoriser ce qui se passe, plutôt que d'essayer de changer les choses et de créer un autre état. C'est une manière de répondre différemment aux expériences. L'acceptation est un acte conscient. Ce n'est pas de la résignation.

Utiliser la respiration : l'impact de nos pensées. Lorsque nous devenons conscients des pensées et des images qui traversent notre esprit, nous expérimentons le fait de les laissons passer en gardant notre attention sur notre respiration et sur le moment présent. Nous pouvons ainsi nous en distancier et les considérer sous un autre angle. Nous nous rendons compte également que nos pensées ne sont que des événements mentaux, que nos pensées ne sont pas des faits et que nous ne sommes pas nos pensées !

Nos pensées et images mentales nous indiquent souvent les choses qui se passent au plus profond de notre esprit. Nous pouvons donc les aborder de manières différentes et changer la façon dont nous pensons et ressentons les choses. Nous reprenons alors notre vie en mains. Nous avons cette merveilleuse impression de ne plus être dans la passivité.

Utiliser la respiration : entrer en relation avec nos pensées. Il est remarquable de constater le sentiment de libération que génère la capacité de considérer nos pensées simplement comme des pensées et non comme *« la réalité »*. Si nous pensons que nous devons faire un certain nombre de choses aujourd'hui et que nous n'identifions pas cela comme une pensée mais agissons comme si c'était *« la vérité »*, alors nous avons créé, à ce moment précis, une réalité dans laquelle nous croyons réellement que toutes ces choses doivent être faites aujourd'hui. Pourtant, nous pouvons aussi réaliser qu'il s'agit d'une contrainte que nous nous imposons suite à des tensions ou à un malaise intérieur et non forcement basée sur la réalité.

Ainsi, si de telles pensées surviennent pendant que nous méditons, considérons-les comme des pensées, avec détachement. Si nous ne le faisons pas, il se peut que nous arrêtions notre pratique de l'exercice sans en avoir la moindre conscience, tout simplement parce qu'une pensée a fait irruption dans notre esprit ! Il se peut aussi que nous nous mettions en action, dès la fin de l'exercice, sans même le réaliser et l'avoir choisi consciemment !

Ainsi, le simple acte de considérer nos pensées comme des pensées peut nous libérer de la réalité déformée par celles-ci. Cela peut nous faire voir les choses avec plus de lucidité et nous donner un plus grand sentiment de gérer notre vie.

Les états d'esprit ou les formes de pensées particulières qui nous absorbent peuvent être aussi considérés comme des phénomènes vides et transitoires. De la pensée, naît les émotions. De la pensée et des émotions, naissent des réactions et des actions. De l'action résulte toutes sortes de conséquences… Alors, dans quelles pensées allons-nous nous investir aujourd'hui ?

7. Présentation des huit séances.

Présentation des huit séances : un apprentissage. La thérapie *« Mindfulness »* se nourrit de certaines pratiques de méditation et de focalisation tout en restant attachée à la tradition cognitive. Nous avons vu qu'il s'agissait de privilégier un état de conscience qui résulte de l'action volontaire de maintenir son attention sur un élément donné. L'expérience vécue, sur le moment présent, est particulièrement importante. Il s'agit d'un apprentissage.

Cette pratique doit être associée à une attitude de non-jugement. Contrairement à la relaxation, dans la pleine conscience, le thérapeute ne cherche pas à promouvoir un état physique ou psychologique agréable et détendu, mais plutôt à faire prendre conscience, le plus pleinement possible, de toutes les facettes de notre état actuel, négatives ou positives.

Les exercices de pleine conscience sont structurés et d'une durée variable, de cinq à quarante cinq minutes. La thérapie *« Mindfulness »* peut se pratiquer en groupe ou en individuel. Toutefois, les thérapies de groupe peuvent être un outil puissant dans l'apprentissage et la gestion des émotions. Le programme d'entraînement est organisé en sept ou huit séances hebdomadaires de 1h30 à 2h.

Présentation des huit séances : le matériel nécessaire. Le matériel nécessaire est simple. Nous recommandons de porter des vêtements confortables pendant les séances. À domicile, il vous faut un tapis de sol, une chaise ou un matelas et un ordinateur ou un lecteur Cd ou Mp3.

Présentation des huit séances : les conditions de participation. Les personnes intéressées s'engagent à assister aux huit séances, à respecter le côté confidentiel des séances de groupe et à faire les exercices à domicile. Pour cela, elles doivent impérativement réserver trente à quarante cinq minutes par jour, sur une base de cinq à six jours par semaine.

Présentation des huit séances : les contre-indications. Les exercices demandent une capacité d'attention et de concentration. Les contre-indications concernent donc les personnes dépressives en phase aiguë, les patients maniaco-dépressifs non stabilisés, les individus souffrant de troubles de l'attention, de dissociations, d'attaques de paniques récurrentes et de troubles psychotiques avec hallucinations et délires.

8. Pour aller plus loin dans la pratique.

Pour aller plus loin dans la pratique : mon parcours. Après avoir suivi un cycle MBCT de huit semaines, j'ai participé à un stage résidentiel de dix jours, en Belgique. Le Dr PHILIPPOT, de l'Université Catholique de Louvain[53], m'a autorisé à appliquer le programme pour les patients de Tahiti. Il a considéré mon parcours de Sophrologue et de méditant, mon intégration du protocole des huit semaines et ma participation au stage résidentiel en Belgique. Je me suis aussi engagé à pratiquer régulièrement une technique intérieure de recentrage et de méditation.

53. http://www.ecsa.ucl.ac.be/mindfulness/Contents.htm

Dans le cadre de la formation continue de l'Association pour le Développement de la Mindfulness[54], je me suis inscrit, en 2013, à une formation en Prânâyâma avec la Fédération Française des Écoles de Yoga[55]. Le prânâyâma est le yoga de la respiration. Mes recherches personnelles et en psychothérapie m'ont conduit à me tourner vers la tradition ancestrale pour y expérimenter, auprès d'un organisme sérieux, des techniques de respiration et de calme intérieur.

Pour aller plus loin dans la pratique : une synthèse innovante. Pour ceux qui veulent aller plus loin, je cherche à offrir une synthèse des techniques de Mindfulness et aussi de *« Big Mind*[56] *»*. Le *« Big Mind »* a été développé par le maître zen : Dennis Genpo Merzel. Cette pratique constitue un véritable pont entre la sagesse contemplative de l'Orient et la psychologie de l'Occident. Elle vient de la psychologie des Subpersonnalités développée par deux psychanalystes jungiens : Hal et Sidra STONE[57]. *« Big Mind »* est utilisé aux États-Unis dans de nombreux domaines dont celui de la psychothérapie, de l'enseignement, de la médecine, de l'accompagnement des mourants, de la médiation et du travail social. Tout en restant neutres au niveau doctrine et religion, ces techniques font appels à la psychologie des Subpersonnalités, au souffle, à la concentration, à la relaxation et à la méditation plus qu'à la posture.

Dans les modalités de formation, l'accent est mis sur l'importance d'une pratique personnelle. Il me semble, en effet, que cette thérapie tire tout particulièrement son efficacité du fait qu'elle est transmise par un instructeur qui a déjà expérimenté le processus de l'intérieur… En effet, toute personne désirant expérimenter la *« Mindfulness »*, doit intégrer l'importance de l'engagement personnel en termes de travail sur soi. Tout professionnel désirant enseigner la *« Mindfulness »*, doit justifier d'un parcours de développement personnel continu, d'un développement psychologique personnel, d'une pratique de méditation d'au moins un an, incluant la participation à des retraites silencieuses et d'une pratique de yoga ou d'une autre discipline corporelle.

Pour aller plus loin dans la pratique : ouvrages conseillée.

– Zindel-V Segal, J-Mark-G Williams et John-D Teasdale. – ***La thérapie cognitive basée sur la pleine conscience pour la dépression : Une nouvelle approche pour prévenir la rechute*****, Paris, Éditions De Boeck, 2006.**

54. http://www.association-mindfulness.org/
55. http://www.natha-yoga.com/formations%20correspodance.htm
56. Maitre zen Dennis Genpo Merzel. – *Big Mind. Esprit zen, esprit vaste*, Paris, Synchronique Éditions, 2010.
57. Hal et sidra Stone.- *Accueillir tous ses Je*, Paris, Le souffle d'or, 2008.

Dans ce livre, les auteurs réalisent l'indispensable nécessité de bénéficier d'une solide expérience intérieure et d'expérimenter eux-mêmes, avec régularité, les exercices proposés. Ils découvrent également que le simple fait d'apprendre les techniques ou le protocole, sans avoir une pratique régulière et bien assise, ne permet pas l'intégration nécessaire à la transmission.

– **Williams-Teasdale-Segal et Kabat-Zinn. –** ***Méditer pour ne plus déprimer*****, Paris, Éditions Odile Jacob, 2009.** Ce livre est consacré aux techniques de méditation en pleine conscience. Ces techniques, scientifiquement validées, ont fait la preuve de leur efficacité. Non seulement elles aident à guérir et à prévenir la maladie dépressive, mais elles permettent, pratiquées régulièrement, de retrouver le goût simple de la vie. John Teasdale, chercheur, travaille au département de psychiatrie de l'Université d'Oxford et à l'unité de neurosciences de l'Université de Cambridge, en Grande-Bretagne. Zindel Segal, psychothérapeute, dirige l'unité de thérapie cognitivo-comportementale au centre Addiction et Santé mentale de Toronto, au Canada. Jon Kabat-Zinn est professeur émérite de médecine à l'Université du Massachusetts, aux États-Unis.

– **Maitre zen Dennis Genpo Merzel. –** ***Big Mind. Esprit zen, esprit vaste,*** **Paris, Synchronique Éditions, 2010.** La pratique du *« Big Mind »* constitue un accord harmonieux entre la tradition ancestrale du Zen et le Dialogue Intérieur, méthode conçue par deux psychanalystes jungiens, Hal et Sidra Stone, et qui nous met à l'écoute des différents aspects de nous-mêmes reconnus ou censurés afin de tous les intégrer et les harmoniser. À travers un processus de dialogue, la pratique du *« Big Mind »* amène les participants à faire l'expérience de l'esprit comme étant sans limites, autrement dit à s'écarter de la perception habituelle d'un soi limité pour s'ouvrir à une expérience d'unité avec l'univers. *« Big Mind »* fait ainsi cohabiter l'unité et la diversité et permet aux facettes de notre personnalité de mûrir, de se transcender et de se transmuter.

– **Hal et sidra Stone. –** ***Accueillir tous ses Je*****, Paris, Le souffle d'or, 2008.** Une dynamique de conscience qui mène à un processus d'ego conscient ! Avec cet ouvrage de base, nous apprenons à connaître nos très nombreuses facettes, nos subpersonnalités, et sortons de nos identifications à chacune d'entre elles.

VIII. Prévention du suicide en Polynésie par internet : intérêt de facebook, Heiarii Lehartel

1. Le réseau social Facebook en Polynésie Française

Le réseau social Facebook est né aux États-Unis le 4 février 2004. Conçu à l'origine pour mettre en relation les étudiants d'une université américaine, il a conquis la planète.

La Polynésie française, ne fait pas exception. Sur ordinateur, smartphone ou tablette, nombreux sont ceux qui consultent quotidiennement leur mur ou le fil d'actualité.

Sur les 275 000 habitants que compte la Polynésie Française, nous avons plus de 120 000 utilisateurs du réseau social Facebook dont plus de 60 % sont des jeunes de 13 à 25 ans.

Ce véritable phénomène, qui va bien au-delà d'un effet de mode, concerne donc d'abord les jeunes, puis leurs parents et grands-parents. Un loisir certes, mais également un moyen de rencontre et un outil professionnel.

2. En quoi consiste la page facebook « Solidaire à SOS Suicide (Polynésie Française) » ?

Préambule

La page facebook de l'association SOS Suicide est née le lundi 10 septembre 2012 à l'occasion de la journée mondiale de prévention du suicide et de l'ouverture du centre de prévention au dispensaire de Punaauia. L'association compte actuellement plus de 1 800 abonnés à sa page Facebook dont 24 % sont âgés de 25 à 34 ans.

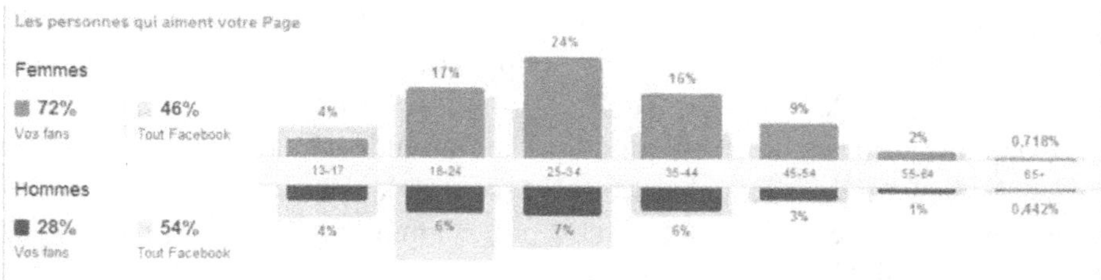

Les objectifs

Nous avons créé notre page facebook afin de répondre à des objectifs précis. Notre page facebook a pour but de faire de la prévention auprès des jeunes, de faire connaître l'association et de briser le *« tabou »* en offrant un espace de discussion ouvert et accessible. Elle n'a pas pour fonction de se substituer à la ligne de crise. Les personnes suicidaires qui interagissent avec la page sont ensuite invitées à appeler le numéro vert de l'association.

3. Comment faire de la prévention sur facebook ?

Des publications adaptées à la cible

Afin que nos messages de prévention touchent la cible souhaitée, dans notre cas les jeunes de Polynésie, il faut publier des contenus adaptés à celle-ci. En effet, en publiant un contenu qui intéresse notre cible, cela favorise la visibilité et l'impact de nos messages de sensibilisation grâce aux interactions des jeunes sur nos publications (j'aime, partages, commentaires).

Les proverbes du vendredi

Depuis Mars 2014, l'association SOS Suicide publie des proverbes sur le thème de la vie et du bonheur avec le numéro vert de l'association. Nous nous sommes inspirés de la page facebook *« SOS Suicide jeunesse »* du Québec sur lequel on peut voir des proverbes tel que *« il n'est jamais trop tard pour se fixer un nouveau but, jamais trop tard pour rêver d'un nouveau rêve »*.

Les objectifs sont de faire connaître et de faire mémoriser le numéro vert de l'association, de le rendre visible auprès des jeunes et de les inciter à appeler en cas de problème. Nous avons en moyenne 300 personnes qui reçoivent ces publications dans leur fil d'actualité.

Un concours quiz pour tenter d'éradiquer les préjugés sur le suicide (projet en cours)

Actuellement, nous préparons comme projet la création d'un concours quizz facebook avec score dont le but d'éradiquer les préjugés sur le suicide. Le gagnant du quizz sera choisi par tirage au sort et recevra un cadeau offert par un de nos sponsors. En effet, alors que le tabou entourant le suicide diminue quelque peu, il circule encore auprès du grand public toute une série d'idées reçues sur le suicide.

Combattre ces mythes et préjugés qui entourent le suicide sert d'une part à briser l'isolement dans lequel se trouvent souvent les personnes en proie à des idéations suicidaires, et permet d'autre part d'améliorer l'accueil, l'écoute et la prise en charge de ces situations de crise. Le concours quizz nous permettra d'obtenir de nouveaux abonnés à notre page, ainsi que leur adresse e-mail.

4. Les campagnes de prévention de l'association Québécoise de prévention du suicide

Description de la page facebook :

L'association québécoise de prévention du suicide (AQPS) a lancé sa page facebook le 23 juin 2011. Elle compte à ce jour + de 9 000 abonnées. Elle publie des contenus de qualité qui intéressent les internautes tel que des *« truck et astuce pour avoir une bonne santé mentale »*, des photos sur des événements autour de la prévention du suicide et bien d'autres éléments divers. Nous constatons que la page facebook (AQPS) valorise les personnes qui montrent leur engagement pour la prévention du suicide au Québec. Une communauté est apparu sur laquelle on trouve des personnes qui deviennent acteurs dans la prévention du suicide.

Hypothèse de la stratégie générale de prévention de l'AQPS sur facebook :

Selon une expérience datant de 2008, à Goldstein, par Cialdini et Griskevicius, il démontre qu'une pression sociale émanant de personnes proches (parents, amis) est plus importante et que les individus ont plus tendance à modifier leurs opinions et leurs comportements sous la pression implicite d'un groupe.

Pour plus d'informations sur cette expérience : http://www.psychologie-sociale.com/index.php?option=com_content&task=view&id=418&Itemid=82

Il me semble d'une manière générale que l'AQPS a permit de renforcer ses messages de sensibilisations en créant une communauté qui ajoute une pression social implicite pour la cause grâce aux interactions des internautes à celle-ci. La page facebook de l'AQPS et sa communauté a donc réussi à créer une pression sociale implicite qui incite les personnes à devenir des acteurs dans la prévention du suicide. De nombreux internautes, en interagissant avec les publications de la page facebook (AQPS) et en montrant leur engagement pour la cause, incitent implicitement leurs proches à faire de même.

La campagne vidéo : Le suicide n'est pas une option

Le 6 février 2012, l'AQPS a lancé une campagne vidéo pour dire que le suicide n'est pas une option. Parmi la cinquantaine de vidéos publiées sur les réseaux sociaux, on trouve de nombreux témoignages venant de personnalités connu ou d'anciennes personnes suicidaires qui témoignent pour dire que le suicide n'est pas une option. Chaque personne ajoute sa voix pour dire que le suicide n'est pas une option.
Source:http://youtu.be/4fXrBPAaVv4?list=UUCkcQXuH16knGK9IJuxiCOA

Une campagne pour dire merci d'être là pour la vie

À l'occasion de la journée mondiale de prévention du suicide, le 10 Septembre 2012, l'AQPS a lancé une campagne de sensibilisation pour dire *« Merci d'être là pour la vie »*. L'association invite pour l'occasion les personnes à participer à la journée mondiale de prévention du suicide en remerciant un ami, un collègue, un inconnu, d'être là... pour la vie !

Source : https://www.youtube.com/watch? v=At_8y3RfvEU

Une campagne pour dire « T'es important pour moi »

L'AQPS a distribué des épingles *« T'es important pour moi »* avec la mention *« Faites circuler »* au verso. C'est un outil pour dire à une personne qu'il est important. Ce dernier pourra réutiliser la même épingle et poursuivre le mouvement. L'AQPS invite également à prendre une photo de la personne qui a reçu l'épingle et la déposer sur la page facebook de l'association. Un filet social sera tissé grâce au déploiement de cette action. L'AQPS propose aussi de le déposer dans un lieu public. De cette façon, il fera le bonheur de la personne qui trouvera l'épingle. La communauté facebook de l'AQPS a su véhiculer à travers les réseaux sociaux le message en s'amusant à taguer ses proches sur l'épingle en image disponible sur la page facebook de l'association. Un site interne intitulé *« Tesimportant.com »* a été créé pour l'occasion. On y trouve des vidéos pour aider les personnes qui se sentent vulnérables et tout un amas de témoignage pour dire à quel point la personne perdue par suicide était importante.

5. Conclusion :

Le réseau social Facebook est un bon outil pour créer une communauté, inciter les personnes à devenir acteur dans la prévention du suicide et permettre la création d'une pression sociale implicite afin de renforcer les messages de sensibilisation.

IX. Pharmacopée traditionnelle : hydrolats de plantes de Polynésie française, des compléments thérapeutiques naturels nouveaux potentiellement utiles à la prévention des tendances suicidaires et anxieuses, Taivini Teai, Stéphanie Soulet, Philippe Maunier, Daniel Dantin, Francine Baudry, Stéphane Amadéo

1. Introduction

La Polynésie française est constituée de 118 îles volcaniques, qui s'étendent sur une superficie océanienne d'environ 4.167 km². Leur éloignement de plus de 4 000 km des côtes continentales les plus proches, a conduit au développement d'une flore terrestre originale, présentant une forte endémicité (62 % des 900 espèces identifiées) [1,2]. Traditionnellement, ces plantes étaient utilisées pour tous les domaines de la vie courante tels que l'alimentation, l'artisanat, les besoins domestiques ou thérapeutiques [3-5]. Même si de nos jours ces ressources végétales sont moins exploitées, elles représentent toujours un fort potentiel de valorisation et de développement endogène [6-8]. Dans le cadre des études menées pour l'accompagnement thérapeutique des personnes à tendance suicidaire, un protocole de soins complémentaires utilisant les techniques de massage traditionnel à base d'huile de Monoï® et d'huile essentielle d'Ylang-Ylang (*Cananga odorata L.*) de Polynésie française a été entrepris à partir de 2010 [9].

En parallèle, une méthode innovante d'extraction aqueuse de plantes a été mise au point afin de proposer un complément thérapeutique d'origine végétal, dont la prise se ferait par la voie orale et non plus par la voie dermique.

Ainsi, dix plantes utilisées dans la pharmacopée traditionnelle polynésienne ont été traitées par entrainement à la vapeur d'eau afin d'obtenir un extrait aqueux, ou hydrolat, dont la composition chimique et l'activité biochimique ont été déterminées pour la première fois.

2. *Matériels et méthodes*

Matériel végétal

Pour chacune des plantes étudiées, 40 kg de matière fraîche ont été achetés à des agriculteurs de Tahiti (Polynésie française), entre novembre 2012 et juin 2013, puis ont été fraichement distillés le jour même de la récolte.

Vapo – distillation

Avant toute distillation, le matériel végétal est rincé à l'eau courante pour éliminer les résidus de terre et de poussière éventuels. L'hydrolat est obtenu en utilisant un vapo-distillateur pilote d'une capacité de 130 litres (Aura Industries, Torvilliers, France). La matière végétale fraîche est introduite dans le réservoir en inox de 130 litres et la vapo-distillation est effectuée durant 3 heures, sous une pression de 3 bar, jusqu'à ce qu'un volume de 10 litres d'hydrolat soit obtenu.

Un échantillon de 100 mL de chaque hydrolat est écarté pour réaliser l'identification et la quantification des composés aromatiques.

Analyses par chromatographie gazeuse (CPG-DIF) et chromatographie gazeuse couplée à la spectrométrie de masse (CPG-SM)

Les composés volatils des dix échantillons de plantes polynésienne ont été analysés en utilisant un chromatographe en phase gazeuse (CPG) HP 5890 séries II (Agilent Technologies, Waldbronn, Germany) équipé d'une colonne capillaire polaire (HP-INNOVAX, 60 m x 0.25 mm (d.i.), 0.5 μm d'épaisseur de film) et d'un détecteur à ionisation de flamme (DIF). La température de l'injecteur et du détecteur est fixée à 250 °C. L'hélium a été utilisé comme gaz d'élution, à une pression de 30 psi. La température du four est fixée à 50 °C pendant 6 min, augmente jusqu'à 250 °C avec un gradient de 2 °C/min, puis est stabilisée à 250 °C pendant 20 min. L'injection est réalisée en mode split. La détermination quantitative est réalisée en utilisant le logiciel HP Chem Station pour CPG sans l'utilisation de facteurs de corrections des familles chimiques caractérisées.

Les analyses par CPG-SM ont été réalisées sur un spectromètre de masse HP 5970 MSD couplé à un CPG HP 5890 II équipé d'une colonne capillaire polaire (HP-INNOVAX, 60 m x 0.25 mm (d.i.), 0.5 μm film thickness). L'hélium est utilisé comme gaz vecteur avec une pression de 30 psi. La température du four est la même que celle décrite pour l'analyse en CPG-DIF. La température de la source d'ionisation est de 250 °C. Les spectres de masse ont été obtenus par ionisation électronique à 70 eV pour un rapport m/z de 30 à 350, et enregistrés par le logiciel HP Chem Station pour CPG-SM. Les composés ont été identifiés selon leur spectre de masse (Librairies NIST 75KL et du laboratoire) et les temps de rétention sur colonne polaire. Les analyses ont été réalisées en triplicate.

3. *Résultats et discussion*

Pour l'ensemble des dix plantes étudiées, la quantité de composés aromatiques est très faible et ne dépasse pas les 0,1 % en volume ; l'eau en tant que solvant d'extraction est le composé majoritaire.

Dix familles biochimiques ont été identifiées : les sesquiterpènes, les sesquiterpénols, les oxydes, les éthers, les phénols, les aldéhydes aromatiques et terpéniques, les cétones, les acides et les esters.

Les activités biologiques principales associées à ces familles chimiques sont une action anti-oxydante, anti-inflammatoire, anti-microbienne, anti-nociceptive, calmante ou stimulante du SNC et antispasmodique [10,11].

Le tableau 1 présente les dix plantes et leurs parties végétales étudiées : le corossol (*Annona muricata*), l'arbre à pain (*Artocarpus altilis*), le ylang-ylang (*Cananga odorata*), le citron-lime (*Citrus aurantifolia*), le combava (*Citrus hystrix*), la noix de coco (*Cocos nucifera*), le curcuma (*Curcuma longa*), le tiare Tahiti (*Gardenia tahitensis*), le nono (Morinda citrifolia) et la vanille de Tahiti (*Vanilla tahitensis*), ainsi que les composés aromatiques majoritaires identifiés et leur activité biochimique associée.

Ainsi, les hydrolats de feuilles et de fruit de corossol (*Annona muricata*) et celui de la pulpe fraîche de noix de coco (*Cocos nucifera*) présentent des activités anti-oxydante, anti-inflammatoire et microbicide.

Les hydrolats de fleurs de ylang-ylang (*Cananga odorata*) et de fleurs de tiare Tahiti (*Gardenia tahitensis*) ont une activité microbicide, antalgique et relaxante.

Les hydrolats de feuilles et fruits de l'arbre à pain (*Artocarpus altilis*) et du combava (*Citrus hystrix*) montrent des activités mucolytique et expectorante, microbicide, anti-inflammatoire et anti-oxydante.

L'hydrolat de feuilles et fruits du citron-lime (*Citrus aurantifolia*) ainsi que celui des gousses de vanille de Tahiti (*Vanilla tahitensis*) présentent des activités antalgique et anti-inflammatoire, anti-nociceptive et calmante du Système Nerveux Central (SNC).

L'hydrolat de rhizomes de curcuma (*Curcuma longa*) possède des activités anti-nociceptive, anti-inflammatoire et anti-oxydante, tandis que l'hydrolat des feuilles et fruits du noni (*Morinda citrifolia*) montre une activité anti-nociceptive et microbicide.

Dans tous les hydrolats étudiés, la présence de composés aromatiques indique l'existance d'une activité biologique associée. Cependant, à la différence des huiles essentielles qui ne sont constituées que de composés aromatiques, la faible teneur de ces composés dans les hydrolats (<0,1 %) induit une très faible toxicité de l'extrait obtenu.

Ainsi, ces hydrolats sont des compléments naturels intéressants pour des applications thérapeutiques d'accompagnement ou de prévention. Néanmoins, le développement de cette filière devra s'accompagner d'une traçabilité de la matière première, d'une normalisation du procédé d'extraction et de contrôles physico-chimique, bactériologique et sanitaire

4. Bibliographie

1. Guezennec J, Moretti C, Simon JC. *Substances naturelles en Polynésie française : Stratégies de valorisation*, Marseille, IRD éditions, 2006, 362 pages.
2. Florence J. *Flore et faune terrestre : Encyclopédie de la Polynésie*, Papeete, Multipress, 1986, 192 pages.
3. Cuzent G. *Archipel de Tahiti, recherches sur les productions végétales*, Papeete, Haere po no Tahiti, 1983, 208 pages.
4. Grépin F, Grépin M. *La médecine traditionnelle, Raau Tahiti, Papeete,* Éditions du Pacifique, 1984, 151 pages.
5. Pétard P. *Quelques plantes utiles de Polynésie française et Raau Tahiti, Papeete, Haere Po No Tahiti* : 1986, 354 pages.
6. Punjanon T, Nandhasri P. *Analgesic effect of the alcoholic extract from the fruits of Morinda citrifolia.* Acta Horticulturae, 2005, 678 : 103-106.
7. Leu T, Soulet S, Herbette G et al. *Elastase inhibitors and cancer preventive potential agent from Calophyllum inophyllum (L.) grown in French Polynesia.* Planta Medica, 2009, 75 : 972.
8. Brunschwig C, Senger-Emonnot P, Aubanel ML et al. *Odor-active compound of Tahitian vanilla flavor.* Food Research International, 2012, 46 : 148-157.
9. Rereao M, Amadéo S. Enquête START en Polynésie française : *Intervention brève et contact téléphonique dans les tentatives de suicide.* 1er colloque international de psychyatrie de Polynésie française. 10-13 mai 2011, Méridien, Tahiti.
10. Faucon M. *Traité d'aromathérapie scientifique et médicale : Fondements & aide à la prescription.* Monographies : huiles essentielles, huiles végétales, hydrolats aromatiques, Paris, Edits Sang de la Terre, 2012, 879 pages.
11. Franchomme P, Jollois R, Pénoël D. *L'aromathérapie exactement : Encyclopédie de l'utilisation thérapeutique des extraits aromatiques*, Paris, Edits Roger Jollois, 2001, 490 pages.

Tableau 1 : Composition chimique et activités biologiques principales de l'hydrolat de dix plantes de Polynésie française

Plante étudiée	Partie végétale traitée	Composés majoritaires	Actions biochimiques principales
Corossolier ; *Annona muricata* : Tumu tapotapo taratara	Feuilles et fruits	acide laurique, acide caprylique, acide caprique, heptanone, linalol	Antiparasitaire Anti-oxydante Anti-inflammatoire Immuno-stimulante
Arbre à pain ; *Artocarpus altilis* : Uru, mai'ore	Feuilles et fruits	oxyde de linalol, linalol, nonanol, terp-1-èn-4-ol, hexanone	Microbicide Anti-inflammatoire Action mucolytique, et expectorante
Ylang-ylang ; *Cananga odorata ;* Moto'i	Feuilles et fleurs	linalol, benzoate de méthyle, salicylate de méthyle, eugénol, farnésol	Relaxante, Calmante du SNC Anti-inflammatoire
Citron-lime ; *Citrus aurantifolia ;* Taporo Tahiti	Feuilles et fruits	géranial, terpinéol, nérals, humulène (trace)	Antalgique Anti-inflammatoire Sédative, calmante du SNC
Combava ; *Citrus hystrix* Remene	Feuilles et fruits	cis – et trans-oxyde de linalol, linalol, terp-1-èn-4-ol	Microbicide Cicatrisante Anti-inflammatoire Anti-oxydante
Cocotier ; *Cocos nucifera ;* Tumu haari	Pulpe de la noix	acide laurique, acide caprique, heptanone, nonanone	Anti-oxydante Anti-parasitaire Antispasmodique
Curcuma ; *Curcuma longa ;* Rea tahiti	Rhizome	zingibérène, α-phéllandrène, sesquiphéllandrène	Anti-inflammatoire majeure Anti-oxydante élevée
Tiare Tahiti ; *Gardenia tahitensis ;* Tiare Tahiti	Fleurs	linalol, salicylate de méthyle	Microbicide Antalgique Anti-inflammatoire
Noni ; *Morinda citrifolia ;* Nono	Feuilles et fruits	heptanone, linalol, eugénol, terp-1-èn-4-ol	Stimulante du SNC Microbicide Anti-oxydante Hépatoprotectrice
Vanille de Tahiti *Vanilla tahitensis* Vanira	Gousses	anisaldéhyde, anisate de méthyle, alcool anisique, vanilline	Tonique digestive, Relaxante

X. Médiation corporelle et postvention : un essai d'élaboration sur le modelage du lien dans la prise en charge des patients en souffrance suicidaire, Virginie Gassion et Aurélia Malogne

1. Introduction

Nous concevons la personne suicidaire comme vivant une crise qui a malmené ses liens : liens avec les autres, avec ses proches, liens aussi et surtout avec elle-même. Le travail thérapeutique proposé tente de restaurer les liens par un travail de médiation corporelle et d'écoute thérapeutique permettant un espace ouvert sur soi-même.

Les soins à médiation corporelle permettent de travailler à un niveau d'écoute différent, de pouvoir *« entendre »* ce langage non-verbal, au-delà des mots, dans le vécu du corps, de pouvoir travailler ses émotions dans un cadre contenant, sans que celles-ci soient vécues comme intrusives ou déstabilisantes. C'est aussi à travers ces éprouvés corporels la question du lien et de la dépendance, qui vient questionner la relation.

À partir de ce travail, les patients peuvent également élaborer en thérapie verbale sur ce qui s'est joué dans la médiation corporelle. Le travail thérapeutique peut ainsi partir des éprouvés corporels pour travailler la question du lien et de la dépendance.

Après chaque soin à médiation corporelle, la thérapeute fait un compte-rendu à la psychologue sur le ressenti du patient et son ressenti (les éléments transférentiels), ce qui a pu être échangé verbalement mais également ce qui a été exprimé par le corps (soubresauts, contraction, ou au contraire relâchement total, sommeil profond, etc.). Le travail d'échange entre les thérapeutes entre les séances, permet de mettre du sens sur les symptômes du patient, de comprendre sa demande latente et ce qui se joue dans la relation.

Cette relation thérapeutique à trois permet aussi de mettre *« du jeu »* dans la relation en autorisant le patient à être différent.

Dans un premier temps, la psychologue présentera le cadre d'intervention et le protocole d'évaluation, ainsi que les premiers résultats de cette étude-pilote. Puis la massothérapeute expliquera le déroulé des séances et le travail effectué en soins à médiation corporelle à partir de cas concrets.

2. Cadre d'intervention, évaluation et travail thérapeutique auprès des patients, Aurélia Malogne

Depuis son ouverture en septembre 2012 au dispensaire de Punaauia, le centre de prévention du suicide prend en charge la postvention. La postvention dans notre domaine d'intervention cherche à prévenir le passage à l'acte de personnes suicidantes, c'est-à-dire de personnes ayant déjà fait une tentative de suicide et qui risquent davantage de tenter à nouveau de se suicider.

Les soins à médiation corporelle proposés s'inscrivent dans ce cadre et les patients reçus ne sont plus en crise suicidaire mais dans l'après-crise.

Le graphique suivant présente le profil des personnes reçues en entretien :

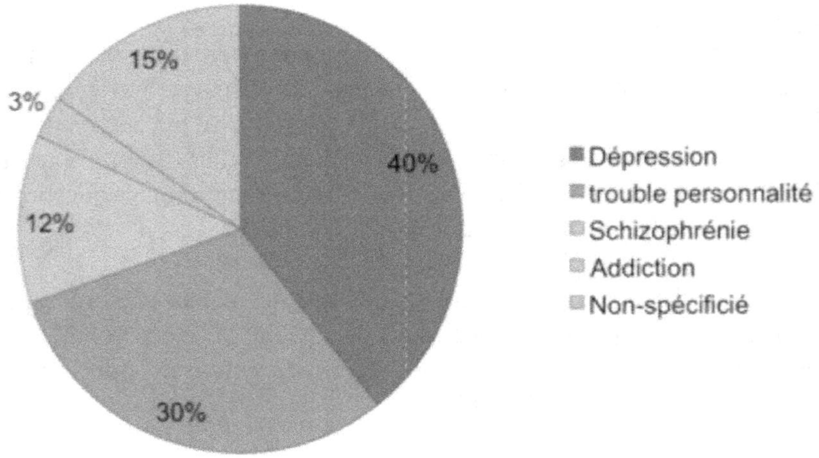

Cependant, il nous semble important de ne pas pathologiser la crise suicidaire, qui n'est pas un diagnostic en soi, mais avant tout une souffrance, sans sous-estimer la fréquence des troubles psychiatriques sous-jacents qui ont pu participer à l'apparition de cette crise.

Parmi les facteurs déclenchants rapportés par les patients, les ruptures amoureuses ou menaces de rupture amoureuses, les deuils, les conflits familiaux, les situations de harcèlement sont les plus souvent rapportés. Ce terme de *« facteur déclenchant »* doit être rapporté au vécu du patient. Il ne signifie pas que c'est l'événement en lui-même qui a provoqué la crise suicidaire, mais l'incapacité pour la personne d'y faire face. À cet égard, la forte prévalence des problèmes affectifs montrent la difficulté pour ces personnes à pouvoir élaborer la séparation et/ou le conflit, vécus comme déstabilisants et destructeurs et la peur de perdre des liens dont ils se sentent souvent dépendants.

Les soins, tels que nous les concevons, ont pour objectif justement de travailler cette question du lien.

Il s'agit dans un premier temps, de donner un espace de parole et d'écoute pour mettre des mots sur ce qui a été acté dans la tentative de suicide, et de proposer un travail de représentation, de symbolisation, de mentalisation pour mettre du sens, en partant du principe défini par Serge Kannas que : *« Le risque de passage à l'acte est inversement proportionnel à pouvoir mettre en mots ce qui se vit et se qui se passe. »*.

Dans cet objectif de créer un lien, le patient peut se voir proposer, par le psychiatre qui pose l'indication, des soins à médiation corporelle avec une thérapeute spécialisée, Virginie Gassion.

Ces soins à médiation corporelle permettent d'apporter un soin nouveau qui peut améliorer la prise en charge du patient suicidaire sans risque majeur ; ces soins à médiation corporelle sont également reconnus comme favorisant la réduction des troubles anxieux, souvent présents chez les patients suicidants et ils sont également culturellement bien acceptés en Polynésie (et appelés *« taurumi »* en langue tahitienne).

Parmi les patients accueillis, cette proposition de soins à médiation corporelle peut également permettre de favoriser un travail thérapeutique pour les patients par ailleurs réticents à un travail centré sur la parole, ou d'élaborer autour de la question de la régression, ou des somatisations pour certains patients.

Pour ceux qui ont accepté les soins à médiation corporelle, un protocole d'évaluation a été mis en place afin d'évaluer ce type de soins et de déterminer leur intérêt chez les patients suicidants.

L'évaluation d'entrée et de sortie (après les 5 séances de soins) comporte 4 échelles : MADRS (Score dépression) HAMA (Score anxiété), l'échelle de Désespoir de Beck (Score désespoir) et l'échelle d'Idéation suicidaire de Beck (Score idéation suicidaire).

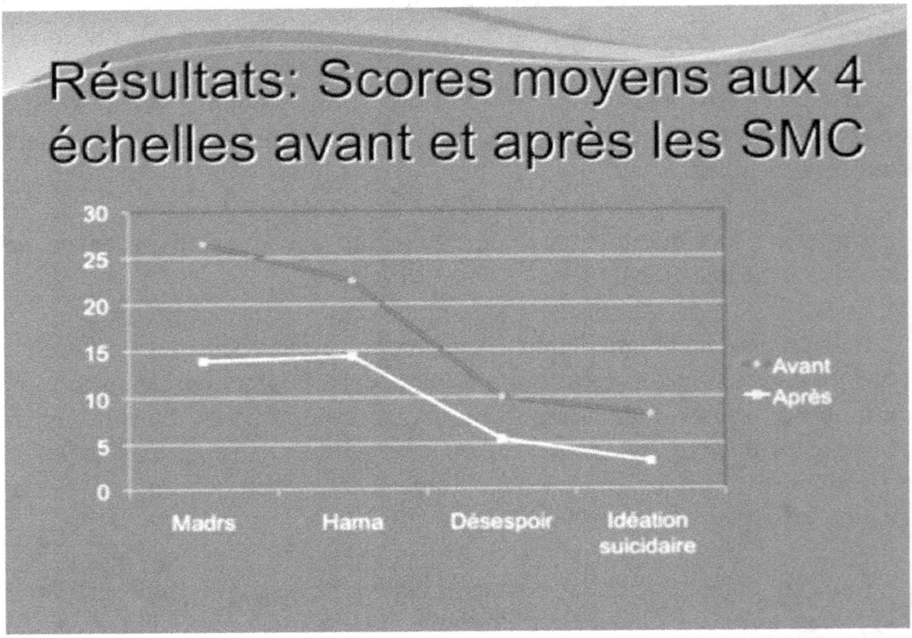

Même si les résultats semblent aller dans le sens d'une réduction des symptômes, il importe de souligner les limitations méthodologiques de cette étude, notamment :

- Le nombre de sujets trop faible pour dégager des résultats significatifs
- L'absence de groupe contrôle
- Le taux non négligeable de perdus de vue

Quant aux patients, ils mettent généralement en avant :

- Un sommeil de meilleure qualité (80 % des patients étaient en insomnie à l'entrée dans le protocole).
- Une baisse des symptômes anxieux
- La qualité du lien thérapeutique qui leur permet de pouvoir travailler, au travers du vécu du corps, leurs émotions dans une relation sécurisante et apaisée.

Pour clore notre partie, il nous semble important de souligner que la valeur de notre travail n'a de sens que si nous nous interrogeons sur l'équilibre entre les buts poursuivis, les bénéfices attendus et les limites.

Pour nous, les soins à médiation corporelle s'inscrivent dans une prise en charge globale et pluridisciplinaire et ne représentent nullement la solution miracle, mais une possibilité de soins dans le cadre d'un travail thérapeutique sur le lien. C'est ce cadre qui est soignant et qui permet de proposer un lien thérapeutique qui soit suffisamment souple pour être accepté et suffisant contenant pour être bénéfique. Mais consentir à soigner et à créer un lien, c'est aussi accepter une part de risque dans l'accompagnement des patients.

3. Les mains à l'écoute de ce corps « Mots Dits », Virginie Gassion

Il était une fois, deux mains qui écoutaient les corps.

Corps désertés, corps oubliés, corps horrifiés, corps rescapés, corps en sursis, corps emprisonnés, corps abandonnés par l'esprit de cette femme, de cet homme allongé là, sur la table *« la planche de salut »* la surnomme un patient.

C'est alors que les mains se posent, écoutent ce que lui raconte ce corps parfois bavard ou silencieux, elles sont attentives, bienveillantes, respectueuses de chaque tressaillement, tensions que lui confesse le corps.

Les mains donnent le rythme, plus ou moins lent, plus ou moins appuyé pour le mettre en confiance, lui permettre d'accepter d'être reconnu, touché en toute sécurité.

L'esprit lui est là, à l'affut, les yeux grands ouverts il observe… c'est alors que les mots s'associent au toucher pour le rassurer, lui proposer de se laisser-aller à l'intérieur de son corps.

Le soin à médiation corporelle, tel que je le propose est une alchimie entre la massothérapie et l'hypnose. Le protocole est de 5 soins à raison d'une fois par semaine.

Les patients que je reçois dans le cadre de l'association SOS suicide me sont orientés par la psychologue ou le psychiatre. Une anamnèse du patient m'est transmise, ce qui me donne une première idée de la manière avec laquelle je vais accueillir le patient.

Chaque personne appréhende d'une façon différente le premier contact visuel, verbal.

Il est important que le lien se crée dés là première séance. Le patient est dans une phase où ses pensées sont tournées vers l'envie de quitter son corps, le fait de se présenter à une inconnue pour recevoir un SMC le rend méfiant, prudent. Parfois j'ai l'impression de marcher sur des œufs, le premier contact étant fragile.

J'accueille le patient, j'écoute sa demande.

Tous mes sens sont en alerte, j'observe, ressens, suis attentive au timbre de la voix, au regard, à la vitesse de déplacement… chaque fait et geste me transmet des informations ce qui me permet d'affiner mon discours, comportement avant même que nous soyons rentrés dans la salle de soin.

Une fois dans la salle de soin….

Le massage est un moment où, en confiance, le patient va pouvoir se laisser aller à la détente. C'est alors que l'enchainement des mouvements relient les différentes parties du corps les unes aux autres ; de la tête aux pieds, du dos aux mains…

Pour que le mental participe je propose au patient de respirer tout en prenant conscience de la manière dont son corps se relâche à l'expiration.

Cette phase me permet d'observer sa respiration et de le rendre acteur de sa relaxation.

Comme pour cette jeune fille qui ne respirait que par le ventre sans soulever la cage thoracique, lorsque je lui demande de gonfler ses poumons elle me répond ne pas pouvoir car la douleur ressentie est trop violente. Après quelques explications autour de l'origine de cette incapacité à respirer correctement, j'utilise des techniques vibratoires de massage et de suggestions dans le but de libérer peu à peu la cage thoracique, le haut des épaules. *« et en inspirant… c'est comme si tu ouvrais encore un peu plus cet espace intérieur… »*.

Au fur et mesure que le massage se déroule, le corps rassuré accepte les pressions, l'esprit se laisse glisser vers le sommeil.

Sommeil bien souvent perturbé chez les patients.

Cela me rappelle ce jeune homme qui se présente discrètement dans son tee-shirt un peu trop grand. Il ose à peine me parler, entre dans la salle de massage se déshabille, plie ses affaires les range sur le sol dans un coin, tout en lissant le paréo sur la table de massage et il me précise avoir mal au dos, comme s'il en avait un peu honte….

C'est donc par son dos que je vais commencer la séance, tensions, nœuds mes doigts les effleurent les unes après les autres. Je pressens qu'une pression trop forte serait douloureuse, défavorable au relâchement, il est sur le qui-vive, je lui propose de respirer tranquillement, de se retourner, je vais masser la tête. Ses yeux restent ouverts, alors je lui propose de les fermer tout en imaginant un lieu où il se sent bien.

Il choisit un terrain de boule car il aime jouer à la pétanque. C'est alors que l'hypnose vient accompagner le massage. Les mouvements et les mots se complètent, s'appuient ; en soulevant le bras *« ressent cette manière dont ton bras, ton poignet, ta main guide ta boule de pétanque pour l'amener là où tu veux...»* Peu à peu les premiers signes du sommeil apparaissent. Sommeil agité, les paupières se plissent, le front se ride... alors je modifie le rythme de mes gestes, ils sont plus lents, plus enveloppant. Je prononce des mots apaisants jusqu'à ce que le calme règne sur son sommeil. Je le laisse un instant bénéficier de ce repos avant de le réveiller.

La séance suivante il me dit avoir mieux dormi et c'est avec un peu plus d'assurance qu'il me demande à nouveau de lui masser le dos. Cette fois-ci la pression est acceptée.

Il rentre plus facilement dans la phase de repos sans que j'aie besoin d'intervenir avec les mots *«je le fais tout seul»* me dit-il, l'autohypnose fait son office.

Pour la dernière séance il me demande très clairement *«comme c'est la dernière séance est ce que tu peux me masser fort là (en me montrant le haut du dos) pour que ça parte...»*

La demande est là, le ressenti dans son corps également et la volonté *«que ça parte»*.

Autre cas que je souhaite également partager avec vous;

M. R un homme âgé d'une soixantaine d'années est retraité de l'armée. Il travaille dans une société et est en conflit avec le directeur. Son médecin diagnostique un burn out et l'oriente vers SOS suicide. M. R accepte de suivre le protocole en disant que quelque part c'est aussi pour participer, aider à cette étude faite autour des SMC.

M. R passe la porte droit comme un I, agité, le débit de parole rapide reprenant l'historique de son mal-être en utilisant un maximum de termes médicaux et psychologiques qu'il avait pu entendre lors de ses différentes consultations. J'entends qu'il ne s'est jamais laissé allé à la maladie et que la douleur ça se *«surmonte»* Tout en l'écoutant je réfléchis à comment je vais bien pouvoir créer le lien avec ce monsieur sur la défensive. C'est d'une manière tout à fait légère que je décide de répondre. Lors de son explication je capte quelques centres d'intérêts (le sport, les voyages).

Tout en nous dirigeant vers la salle de massage j'oriente la discussion autour de ces deux sujets....puis je lui parle également de mon père *«ah! les hommes de cette génération, militaires qui quoi qu'il arrive doivent rester debout sans se plaindre...»* Il rit, acquiesce... ma p'tite voix me dit *«c'est bon le lien est créé»* nous pouvons parler du massage, de la relaxation et tout ce qui peut lui permettre de se sentir bien comme il le souhaite.

Rapidement je constate que le corps présente des différences de température signe de blocage, le dos est dur comme un roc. M. R me dit *«tu peux y aller je supporte la douleur»* c'est une bonne occasion pour préciser qu'effectivement il y a un temps où supporter la douleur peut être utile comme dans son métier de militaire par exemple, mais que parfois il est aussi bien de dire *« ça fait mal, je m'arrête, j'écoute mon corps... »*

Le soin se poursuit, la température du corps s'harmonise. Des points de shiatsu sur la tête lui permettent de se laisser-aller dans une phase de pré-sommeil.

Je ressens cette même sensation déjà rencontrée avec d'autres patients, le corps est sur *« OFF »*, dissocié du mental. Comme si la communication entre les deux était interrompue.

Il n'y a pas de réaction aux stimulations. Les mots viennent à la rescousse des mains. Je me sers de son activité de prédilection, l'escalade, pour faire le lien entre l'utilité de ressentir son corps au cours d'une ascension afin que le mental puisse gérer les différents signes que lui transmettent le corps et pouvoir grimper dans les conditions les plus confortables. Monsieur R acquiesce, il me racontera plus tard sa première expérience avec les sensations qu'il a pu ressentir.

Le massage se termine, M. R se repose je le laisse 10 mn puis l'éveil, il ouvre les yeux reste allongé sur la table, nous discutons quelques minutes puis il se redresse en me disant

« AH je suis bien réveillé ».

Ce n'est pas le même homme les cernes gris sous ses yeux ont disparu, il est souriant le débit de parole est plus calme son corps a comment dire... repris de la consistance.

Les rendez-vous suivant lui permettront de se retrouver, se redécouvrir un peu plus encore et surtout s'autoriser à se détendre. Il avance même la possibilité de se mettre au yoga.

Parfois, le lien se crée différemment.

Mme L, par exemple a 5 séances qui se déroulent plus ou moins sur le même profil.

Elle arrive souvent sous l'emprise de l'alcool, me dit bonjour avec un sourire de convenance. Je peux discuter ou pas, elle s'allonge sur la table de massage, s'endort profondément. Je masse un corps déserté, (l'alcool est-il un obstacle pour que l'esprit et le corps se retrouvent ?) Je tente différentes techniques sans vraiment obtenir de résultat flagrant. Je la réveille, elle se lève me remercie puis repart.

Ce moment lui permet certainement de soustraire de son quotidien dans un espace neutre, sécurisé.

Le lien se fait autrement, la continuité du soin sur les 5 semaines, l'accueil, le cadre prennent un air de répétition. Le patient y trouve ce dont il a besoin sur l'instant, cela lui appartient, il pourra l'utiliser à un autre moment dans un autre lieu.

Chaque patient que je masse avec ou sans hypnose est un nouveau corps à écouter, harmoniser, relier.

Libérer le corps des tensions permet au mental de s'évader

« pendant que tu masses la tête je pensais à rien ça fait du bien » me dit cette jeune fille.

Le soin à médiation corporelle et l'hypnose offrent aux patients la possibilité de

« Laisser parler le corps, libérer l'esprit,
L'esprit ne doit pas être égoïste,
Faire son chemin tout seul, oublier le corps qui l'emmène, le protège...
Le chemin, la voie de la guérison,
Ecouter l'intérieur, la voie de la raison...
Que l'être humain tient son corps, au creux de l'esprit,
Tout simplement »[58]

Extrait du poème de M. R écrit à la fin du protocole.

Parallèlement aux SMC, les séances avec le psychiatre, la psychologue de l'association SOS suicide, les comptes rendus transmis permettent de présenter le patient dans un contexte différent. Le lien entre les intervenants du protocole est à mon sens un facteur important dans la prise en charge de personnes en rupture de lien.

4. Conclusion

Créer du lien, tel est le défi que nous nous sommes lancés, pour offrir un espace d'écoute pluridisciplinaire aux patients en souffrance suicidaire. Ce modelage du lien requiert une communication et une élaboration entre les thérapeutes pour que le cadre dans lequel évolue le patient soit défini et lui apporte toute la sécurité nécessaire pour un repositionnement par rapport à lui-même.

Les premiers résultats des évaluations sont positifs et encourageants et plaident pour pérenniser cette forme de prise en charge.

58. Cité avec accord.

Conclusions Générales

Un colloque pour avancer

« Le suicide est le seul problème philosophique sérieux » selon Albert Camus. Nous faisons nôtre cette citation mise en exergue dans les plaquettes de l'OMS du programme de prévention du suicide SUPRE. Quel est le sujet le plus important que la vie ? Nous pourrions ajouter, pourquoi mourir quand on vit au paradis ? Et que peut-on faire pour éviter ces drames humains qui laissent aussi derrière eux tant de souffrance ?

Ce livre est une étape dans la réflexion sur cette problématique. Il est le fruit d'un travail d'équipe. Celui des bénévoles, qui tirent une philosophie de l'action légétimitée par leur engagement authentique sur le terrain (ligne de crise, accompagnements…), au plus proche de personnes suicidaires et endeuillées par suicide. Et celui de professionnels de santé et universitaires, pour ce qui est de la prise en charge des suicidants et des recherches expérimentées et documentées sur l'épidémiologie, les aspects théoriques des conduites suicidaires. Cette synergie est nécessaire étant donné la complexité de ces conduites et enrichissante pour tous.

Ce livre est un des prolongements de la Conférence régionale Asie Pacifique intitulée *« Prévention du suicide, un voyage à travers l'Asie et les îles du Pacifique »* organisé par l'Association Internationale de Prévention du Suicide (AIPS) et l'Association SOS Suicide, qui s'est tenu à Tahiti du 10 au 14 juin 2014. Ce fut une rencontre extrêmement stimulante au niveau intellectuel et humain, qui a réuni plus de quatre vingt participants, pour moitié locaux et internationaux, dont des experts internationaux venus de 16 pays : Afrique du Sud, Australie, Canada, Chine (dont Macao et Hong Kong),

Danemark, États-Unis, France (dont Martinique, Nouvelle-Calédonie, Wallis et Futuna), Fidji, Grande Bretagne, Inde, Irlande, Japon, Malaisie, Nouvelle-Zélande, Qatar, Tonga.

De nombreux sujets importants ont été exposés, comme l'enregistrement et la surveillance des suicides et des tentatives du suicide, les suicides en séries (*« copycat »*, *« clusters »* ou contagion), les liens entre psycho-traumatisme et suicide, l'évaluation clinique des suicidants, l'étude régionale OMS/START sur l'épidémiologie et la prévention du suicide, le suicide des enfants et des adolescents, les stratégies nationales de prévention, le suicide et les médias, le suicide à l'école et au travail, la psychothérapie pour les patients suicidaires, le rôle des bénévoles et des sentinelles, les lignes de crise téléphoniques, les aspects anthropologiques, culturels et religieux, la restriction des moyens létaux, les points chauds de suicides.

Alors que les grands pays de la zone disposent de programmes nationaux et de centres de prévention du suicide, les Pays insulaires de la région sont confrontés à des taux élevés de suicide, sans doute sous estimés du fait que ces pays ne disposent pas à l'heure actuelle de données fiables sur les suicides et tentatives de suicide, qui ne sont pas enregistrés systématiquement. De plus, ces pays souffrent d'un manque de moyen en personnels qualifiés en santé mentale et les dispositifs de prévention sont peu nombreux dans les îles du Pacifique. Ainsi, à Tonga, il n'existe qu'un psychiatre pour plus de 100 000 habitants et une ligne de crise tenue par quelques religieux.

Plusieurs idées ont été émises : poursuivre et étendre l'enquête START coordonnée par l'Institut Australien de Recherche en Prévention du Suicide (AISRAP), faire une enquête sur la santé mentale dans les pays de la région et sur les conduites suicidaires, réfléchir ensemble à l'élaboration et la mise en œuvre de nouveaux dispositifs qui intègrent davantage la culture et la communauté (les groupes religieux), améliorer la formation…

Il est important de souligner la présence de l'OMS qui a délégué le responsable de la santé mentale du Bureau Régional (Fidji) pendant toute la Conférence ; les discussions ont notamment porté sur la nécessité d'intensifier la collaboration régionale entre les pays du Pacifique Occidental sur les programmes nationaux et régionaux de prévention du suicide, la formation des professionnels et volontaires et les services d'intervention. De nouvelles réunions avec les responsables de la santé mentale et de la prévention du suicide dans le cadre du réseau Pacific Island Mental Health Network (PIMHNet) sont prévues avec les pays insulaires du pacifique pour une coopération régionale accrue.

Les experts internationaux de l'AIPS ont convenu d'apporter également leur soutien sur certains sujets (suicides en série, thérapie de pleine conscience, sentinelles, lignes de crises…), de même que l'INSERM (Institut National de Recherche Médicale) et le Service Universitaire de psychiatrie de Fort de France (UAG, Martinique), avec lequel des collaborations étroites existent sur le plan de la formation et de la recherche en matière de psychotraumatisme et suicide (Aforpom).

Des recommandations pratiques pour la prévention du suicide

À l'issue du colloque, les présidents des deux associations organisatrices (Pr Ella Arensman pour l'IASP et Dr Stéphane Amadéo pour SOS Suicide) ont rédigé des recommandations pour la prévention du suicide en Polynésie française, ébauche d'un futur plan de prévention adapté au contexte local de la Polynésie française, mais avec peut-être une portée plus universelle.

1. Appliquer des stratégies de prévention qui ont fait leurs preuves :

1. Programmes de prévention du suicide à plusieurs niveaux, tels que les programmes qui sont mis en œuvre en associant plusieurs interventions simultanées, l'impact étant plus fort car ils permettent une meilleure synergie entre les différents niveaux, y compris :
   - formation de sensibilisation (prise de conscience) et les compétences des sentinelles dans la dépression et les comportements suicidaires pour les médecins généralistes et autres professionnels de santé ;
   - formation de sensibilisation et les compétences des sentinelles dans la dépression et les comportements suicidaires pour des personnes ressources dans la communauté, tels que les policiers, les gendarmes, les pompiers, les travailleurs sociaux, les enseignants, les prêtres, etc.
   - Afin d'améliorer la durabilité (continuité –pérennité) de la formation des sentinelles, un modèle de formation des formateurs est recommandé.
   - Campagnes de sensibilisation du public fournissant des informations sur les symptômes de la dépression et le traitement de la dépression ;
2. Lignes de crise – avec formation adéquate des bénévoles et professionnels,
3. Systèmes de surveillance et d'intervention pour les suicides en série (contagion suicidaire dans les îles)
4. Réduction de l'accès aux moyens létaux (en particulier davantage de recherche concernant les moyens utilisés pour les tentatives et suicides),
5. Sensibilisation des médias, mise en place des lignes directrices de l'OMS-AIPS relatives à la déclaration des suicides

6. Amélioration de la prise en charge et du suivi des suicidants en développant les interventions documentées pour les personnes qui ont commis une tentative de suicide, comme les thérapies cognitivo-comportementales (MBCT, Linenhan).
7. Support pro-actif pour les personnes endeuillées par suicide (groupes de soutien de l'association SOS Suicide, médecins de famille formés).

2. Innover sur des stratégies de prévention adaptées au contexte géographique et culturel :

1. Nouvelles technologies (internet – auto-traitement de la dépression, télémédecine…)
2. Recours à la médecine traditionnelle, aux groupes religieux;
3. Programmes universitaires structurés : formation continue (Diplômes d'Université) pour les professionnels de santé, recherche et évaluation.

En plus d'un accent mis sur la mise en œuvre des interventions spécifiques pour les personnes à risque élevé de suicide ou de crises suicidaires aiguës, il est recommandé de tenir compte des facteurs de risque communs associés au suicide et aux comportements suicidaires non fatals, tels que la lutte contre l'abus d'alcool et les toxicomanies, l'amélioration du traitement des personnes souffrant de dépression, de troubles anxieux, et de troubles psychiatriques majeurs, ou qui ont subi des psycho-traumatismes comme les agressions sexuelles et physiques. En accord avec l'approche de santé publique transversale en matière de prévention du suicide, il serait recommandé d'impliquer des représentants de toutes les parties prenantes dans l'élaboration et la mise en œuvre d'un plan de prévention du suicide en Polynésie française, y compris les décideurs, les professionnels de la santé (par exemple, les médecins généralistes, psychologues, psychiatres), et professionnels de la communauté (par exemple, la justice, la gendarmerie, la police nationale et municipale, les pompiers, travailleurs sociaux, les enseignants et responsables de jeunes, prêtres, pasteurs…).

Des perspectives de recherche

Les travaux de recherche épidémiologiques, cliniques, anthropologiques et pharmaco-biologiques présentés dans cet ouvrage seront poursuivis afin d'être validés et intégrés, s'ils font la preuve de leur efficacité, dans des stratégies globales de prévention du suicide. Ce travail ne peut être mené de façon isolée et nécessite de s'appuyer sur des réseaux de recherche, des centres experts. Les perspectives de collaboration universitaire en Polynésie française sont multiples. Tout d'abord, continuer à s'appuyer sur l'expertise de l'OMS, en particulier celle du centre collaborateur de l'OMS de Brisbane (Institut

Australien de Recherche sur la Prévention du Suicide avec les P^r De Leo et Kolves), notre partenaire historique, qui a coordonné l'enquête START au niveau de la région Asie Pacifique. Une phase II de l'enquête START a reçu le soutien du Fonds Pacifique, de la caisse de Prévoyance Sociale (CPS) et du Pays.

De nouveaux projets de recherche sont en cours d'élaboration tels la surveillance et la connaissance épidémiologique des conduites suicidaires et la création d'un observatoire des suicides. Une reflexion est en cours sur un nouveau dispositif de prévention dans lequel les soins à médiation corporelle et plus largement les soins *« culturels »* (traditionnels) puissent avoir une place. L'approche psychocorporelle est une piste sérieuse pour la prévention. Dans les pays développés, une mouvance vers les soins psychiques *« sans médicaments ni psychanalyse »* se développe. Ceci peut permettre, lorsque cela est nécessaire, une meilleure acceptation de soins psychiatriques qui restent encore stigmatisés à condition que la synergie professionnels de santé/chercheurs et bénévoles du tisssu social perdure. D'autres collaborations sont envisagées avec l'OMS au niveau régional (IASP) et en France, avec le Centre collaborateur de l'OMS de Lille dans le cadre d'une étude épidémiologique et anthropologique (enquête Santé Mentale en Population Générale).

Les perspectives de collaboration avec l'Université des Antilles Guyane (UAG) sont aussi particulièrement intéressantes pour la Polynésie française du fait des liens déjà existant avec cette région et de certaines similitudes socioculturelles. Les thématiques de recherche communes avec les Antilles pourraient se situer au niveau de l'aspect multiculturel, de l'insularité, des particularités sociétales en tant que collectivité d'outremer… Des projets de recherches locales sur les stratégies de prévention du suicide pourraient être développés en synergie avec l'équipe universitaire de psychiatrie de l'UAG : une coopération scientifique entre les Caraïbes et l'Asie/Pacifique dans l'organisation régulière de colloques, la coordination scientifique et clinique de centres de prévention du suicide, des études épidémiologiques psycho-biomédicales, évaluation scientifique de stratégies communes de prévention telles que le maintien du contact chez les suicidants, la psychoéducation, les soins à médiation corporelle et culturelle dans la prévention de la crise suicidaire et de ses récidives, les stratégies d'alliance avec les réseaux sociaux (groupes religieux, associations et professionnels de santé –télé assistance et/ou formation) dans les lignes de crise et les groupes de soutien (endeuillés et suicidants), les stratégie d'adaptation des nouvelles psychothérapies (mindfullness, TCC…). Une équipe de recherche Inserm Outre Mer est en voie de constitution avec des collaborations entre l'UAG, l'Unité Inserm 699 de Paris et le CHU de Lille. La Polynésie pourrait s'associer à des programmes de recherche menés dans tous l'outre Mer français.

Tous ces projets ne pourront exister que par un renforcement des actions de l'association SOS Suicide (dont le centre de prévention du suicide de Polynésie française) et l'implication institutionnelle des organismes sous la tutelle du Ministère de la Santé de Polynésie française (Direction de la Santé Publique, Centre Hospitalier de Polynésie française), voire l'Université de Polynésie française. Un plan de prévention du suicide en Polynésie française pourrait enfin voir le jour prochainement. La culture polynésienne et la façon de vivre des polynésiens peuvent contribuer à comprendre les déterminants culturels de la maladie mentale et du suicide et replacer l'individu dans sa vie spirituelle, son lignage ancestral, ses croyances, montrer qu'une alliance entre plusieurs cultures et approches de la prévention du suicide est possible.

Auteurs

- Stéphane Amadéo, psychiatre au Centre Hospitalier de Polynésie française, Président de l'association SOS Suicide.
  BP 130 289. 98 717 Punaauia, Polynésie française.
- Patrick Araia Amaru, anthropologue.
- Francine Baudry, FBM Formation, BP 574 – 98728 Moorea, Polynésie française.
- Hubert Coppenrath, ancien Evêque de Papeete.
- Germaine David, Membre du bureau et bénévole de SOS suicide.
- Daniel Dantin, Pyrenessences analyses, 2 chemin de la plaine – 11340 Belcaire, France.
- Olivier De Longeaux, Membre fondateur et du bureau et bénévole de SOS suicide.
- Patrick Favro, Maître de Conférence, Université de la Polynésie Française, BP 6570 – 98702 Faaa, Polynésie française.
- Virginie Gassion, Maitre praticienne en hypnose Ericksonienne – Massothérapeute, Punaauia, Polynésie française.
- Simone Grand, anthropologue, Tahiti.
- Didier Haffner, psychologue clinicien, Centre Hospitalier de Polynésie française et libéral.
- Heiarii Lehartel, Master de communication. ISEPP. Tahiti.
- Aurélia Malogne, Psychologue Clinicienne, Centre de prévention du suicide, Polynésie française.
- Philippe Maunier, Comptoir des Plantes Polynésiennes, BP 10396 – 98711 Paea, Polynésie française.
- Annie Meunier-Tuheaiva, Membre du bureau et bénévole de SOS suicide.

- Lam Gnoc Nguyen, médecin épidémiologiste, Direction de la Santé Publique de Polynésie française.
- Christine Perez, Maître de Conférence, Université de la Polynésie Française, BP 6570 – 98702 Faaa, Polynésie française.
- Moerani Rereao, Psychologue clinicienne, Centre Hospitalier de Polynésie française.
- Vahi Sylvia Richaud, Maître de Conférence, Université de la Polynésie Française, BP 6570 – 98702 Faaa, Polynésie française.
- Stéphanie Soulet, UMR 241 Ecosystèmes Insulaires Intégrés, Université de la Polynésie Française, BP 6570 – 98 702 Faaa, Polynésie française.
- Laure Yen Kai Sun, Bureau de la Veille Sanitaire, Direction de la Santé, Polynésie française
- Taivini Teai, Maître de Conférence, UMR 241 Écosystèmes Insulaires Intégrés, Université de la Polynésie Française,
BP 6570 – 98702 Faaa, Polynésie française.
- Edgar Tetahiotupa, anthropologue, Tahiti.
- Jean Vaimeho, Membre du CA et bénévole de SOS suicide.

Remerciements

Aux membres actifs de l'association SOS Suicide qui œuvrent à la ligne de crise et qui participent à l'organisation de toutes les manifestations de prévention y compris ce colloque

Olivier De Longeaux, Annie Meunier-Tuheiava, Germaine David-Vanquin, Jean Vaimeho

Au comité organisateur international de la 6e conférence régionale sur la prévention du suicide de l'AIPS

- Dr Patrick Favro (Polynésie Française)
- Dr Kairi Kolves (Australie)
- Pr Jane Pirkis (Australie)
- Mme Vanda Scott (IASP, France)
- Dr Morton Silverman (États-Unis d'Amérique)

Au comité organisateur local de la 6e conférence régionale sur la prévention du suicide de l'AIPS

- Dr Eric Cucheval
- Germaine David-Vanquin
- Dr Patrick Favro
- Heaiarii Lehartel
- Olivier De Longeaux
- Aurelia Malogne
- Dr Ngoc-Lam Nguyen
- Moerani Rereao
- Annie Meunier-Tuheiava
- Sabine Quiatol
- Fabienne Bernis

Au comité scientifique de la 6e conférence régionale sur la prévention du suicide de l'AIPS

- Pr Ella Arensman (Irelande)
- Pr Diego De Leo (Australie)
- Dr Patrick Favro (Polynésie Française)
- Pr Louis Jehel (Martinique)
- Pr Thambu Maniam (Malaysie)
- Pr Brian Mishara (Canada)
- Pr Michael Phillips (Chine)
- Pr Bernard Rigo (Nouvelle Calédonie)
- Dr Taivini Teai (Polynésie Française)
- Pr Guillaume Vaiva (France)
- Pr Paul Yip (Hong Kong)

À Germaine, Patrick et Aurelia pour la relecture du manuscrit

Au Dr Yves Petit, médecin chef du Département de Psychiatrie du CHPF

L'HARMATTAN ITALIA
Via Degli Artisti 15; 10124 Torino

L'HARMATTAN HONGRIE
Könyvesbolt ; Kossuth L. u. 14-16
1053 Budapest

L'HARMATTAN KINSHASA
185, avenue Nyangwe
Commune de Lingwala
Kinshasa, R.D. Congo
(00243) 998697603 ou (00243) 999229662

L'HARMATTAN CONGO
67, av. E. P. Lumumba
Bât. – Congo Pharmacie (Bib. Nat.)
BP2874 Brazzaville
harmattan.congo@yahoo.fr

L'HARMATTAN GUINÉE
Almamya Rue KA 028, en face du restaurant Le Cèdre
OKB agency BP 3470 Conakry
(00224) 60 20 85 08
harmattanguinee@yahoo.fr

L'HARMATTAN CAMEROUN
BP 11486
Face à la SNI, immeuble Don Bosco
Yaoundé
(00237) 99 76 61 66
harmattancam@yahoo.fr

L'HARMATTAN CÔTE D'IVOIRE
Résidence Karl / cité des arts
Abidjan-Cocody 03 BP 1588 Abidjan 03
(00225) 05 77 87 31
etien_nda@yahoo.fr

L'HARMATTAN MAURITANIE
Espace El Kettab du livre francophone
N° 472 avenue du Palais des Congrès
BP 316 Nouakchott
(00222) 63 25 980

L'HARMATTAN SÉNÉGAL
10 VDN en face Mermoz, après le pont de Fann
BP 45034 Dakar Fann
33 825 98 58 / 33 860 9858
senharmattan@gmail.com / senlibraire@gmail.com
www.harmattansenegal.com

L'HARMATTAN BÉNIN
ISOR-BENIN
01 BP 359 COTONOU-RP
Quartier Gbèdjromèdé,
Rue Agbélenco, Lot 1247 I
Tél : 00 229 21 32 53 79
christian_dablaka123@yahoo.fr

Achevé d'imprimer par Corlet Numérique - 14110 Condé-sur-Noireau
N° d'Imprimeur : 113794 - Dépôt légal : décembre 2014 - *Imprimé en France*

www.ingramcontent.com/pod-product-compliance
Lightning Source LLC
LaVergne TN
LVHW010926061026
849535LV00007B/2255
* 9 7 8 2 3 4 3 0 5 2 1 2 0 *